医療からの学び

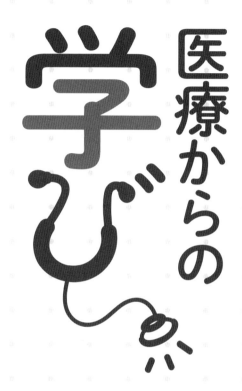

佐賀新聞「診察室から」20年間の軌跡

佐賀大学院教授・保健管理センター
精神保健指定医・産業医
佐藤　武

はじめに

本書は、1999年（平成11年）10月21日から、現在まで（約20年間）1か月に1回、佐賀新聞「診察室から」に掲載されたコラムを集大成したものです。現在私は、平成30年9月で61歳になりますが、その間に診療してきた患者さんから学んだ貴重な体験、現代医療がどのように変化しているか、また、自分がどのような病気をして苦しんだか、などをまとめてみました。私の本来の専門分野は精神医学ですが、平成13年4月に保健管理センターへ異動。学生さんや教職員の方々のカウンセリングや健康診断に従事しながら、一方では大学の法人化に伴い、平成16年6月より産業医の資格を取得し、本庄キャンパスの産業医となりました。産業医の体験を通じて、幅広い分野の体験や知識を得ることができたのは幸いでした。

本書の内容は、かなり幅広い分野からのコラムを書き続けてきたために、あえて10項目の章立てをして、わかりやすいように分類しました。どこから読まれてもよろしいかと思います。健康に関する情報を収集されたい方のために、最新の医療情報も併せて記載しております。

皆様方の今後の健康に役立つ本として多くの方に読んでいただければ、幸いです。

平成30年9月4日

佐藤　武

目　次

この本は、１９９９年10月から２０１８年８月まで、佐賀新聞に掲載された文章を書籍化したものです。名称等は当時のものを使用しています。

Chapter
1

患者さんからの学び

あるべき医師の姿勢

農家との会話から

田んぼの稲穂が部分的に倒れていた。今年は雨が多く、夏らしい日が少なかった。稲穂の倒伏と少雨は何か関係があるのか。私の患者さんで長年、農業を営んでいる方に尋ねてみた。

「肥料のまき過ぎですよ。肥料を与え過ぎると、根の発育が悪くなり、雨が降った後、水滴に耐えられなくて、稲穂は自らの重みで倒れてしまいます」という。人間も同じだなあと思った。

医学部を卒業後、研修医として社会人の一歩を踏み出す。これまで恵まれた環境に育った学生は、研修医になった途端、自分の思い通りにならない患者さんに数多く出会う。「精神科医の仕事は、努力の割に報われない。いくらがんばっても、患者さんにことごとく裏切られる」。ある若い医師は、こう嘆いた。臨床医は学問だけの生活と離れ、厳しい現実と向き合わなければならない。世の中、そう簡単にはいかない。

「肥料をとりすぎたんですかね。いや、両親が与え過ぎたのかな。子どものころ、あまりにも恵まれた環境で育った人は社会の多くの矛盾や、難しい対人関係を通過することが大変ですね」。農家の患者さんと私の会話ははずむ。

「どんなお医者さんに診てもらいたいですか」と尋ねてみた。

「ただ理詰めで頭がよいだけの先生は嫌です。話をよく聞いてくれる先生がいいですね」。「そういえば稲穂が倒れる理由は、もうひとつあります。だれでも知っていることですが、十分な経験と知識を得た先生は患者さんに対して自然に頭《こうべ》が垂れるんです。そんな先生に診ていただきたいですね。精神科の病気は原因がなかなか分からない。その分長くお付き合いをしていかねばなりませんから」

医師としてあるべき基本的姿勢を、教えてもらった気がした。

（１９９９年12月16日）

自殺志願

苦しみが限界に達する

救急車のサイレンの音が聞こえると、自殺を図った患者さんが運ばれてきた、と精神科医は連想してしまう。不景気を反映してか最近、自殺志願が増加しているようだ。自殺志願は女性に多く、本当に自殺してしまうのは男性に多いといわれている。結局女性が踏みとどまるのは、子孫を残さなければならない運命を背負っているためだろう。

私たちの経験では、一年の中で確かに自殺を図る人が増える時期がある。5月の連休、農繁期、年末だ。休日は幸せな人はさらに幸せに、不幸な人はさらに不幸になる。運命の明暗がはっきりするからかもしれない。

農繁期は忙しい。みんなが忙しく働くため、病気の人は、自分が何もできないことをいやおうなく自覚し、自尊心を傷つけられる。取り残された自分を直視しなければならない。もちろん自殺を図る人が増加しているのは、これだけではないだろう。

「困っている人、苦しんでいる人に援助の手を差し伸べようとする姿勢が失われてきたのではないか」。こんな見方をする知人もいる。幼いころから自分のためだけに勉強し、塾へ行き、有名な大学を目指す。こんな人が社会人となっても自分の利害だけを求め、たとえ目の前に死を考えて苦しんでいる人がいても援助の手を差し伸べるはずがない、と。沈黙せざるを得ない。

人は苦しみが限界に達すると、感情を抑制する傾向があり、沈黙してしまう。そして気がつくと、自殺を図るという非常事態が生じている。

「死にたいほど、苦しいから助けて」と、どうして身近な人にも語れないのか。それほど深刻な事態が生じた時でさえ、互いに語り合い、援助を受け合う人と人との関係が、失われかけているというのは本当に怖い。

（2000年2月17日）

夫《ふ》源病《げんびょう》とは
夫の言動がストレスに

「夫のちょっとした言葉やしぐさにイライラして、一緒にいられない」――。夫《ふ》源病《げんびょう》、聞きなれない病名ですが、夫の言葉や行動に対する不平や不満がストレスになり、妻の身体に更年期のような症状がでてしまう病気です。コミュニケーション不足と役割分担がうまくいっていないことが問題と言われています。

夫源病の症状としては、不定愁訴《ふていしゅうそ》や強い耳鳴り、横揺れのめまい、激しい頭痛、のぼせ、ひどい肩こり、全身の痛み、動悸《どうき》、息切れ、呼吸困難、不眠、倦怠《けんたい》感などさまざまです。

原因は、(1) 頼まれもしないのに妻の買い物に付き添い「そんなもの要らない」や「早く帰ろう」など愚痴をこぼす、(2) 妻に依存しているのに「車で送ってやっている。買い物の荷物を持ってあげている」「すごく愛しているから」などの正当性を主張する、(3) 服の脱ぎっぱなし、(4) 家でいつもごろごろしている、(5)「飯はまだか」「風呂は沸いたか」など上から目線で自分のペースを押し付けて自分ではやらない、などへのストレス。次第に自律神経がバランスを失い暴走して、いろいろな症状をおこす、と考えられています。

夫源病になりやすい方は、夫に対してものが言えない専業主婦やもともと生真面目な人、真面目だけど頑固な夫をもつ妻。波風をおこすのを恐れて我慢し続けることでストレスをため、頭痛、肩こり、動悸など更年期のような症状に悩まされます。

家族や友人に不満を語ることがよいと思われますが、どうしても症状が改善しない場合、思い切って旅行など3～4日家を空けてみましょう。夫から距離をおくことで症状は改善するでしょうし、夫に妻のありがたみを知ってもらうよい機会になります。お互いに依存しすぎない関係を作ることも大切です。お互いを大切に思い、ストレスをためこまないようにコミュニケーションをとって、楽しい生活をおくるようにしましょう。なお、逆に妻が原因で夫がストレス状態に陥っている場合、「妻源病」とでも言うのでしょうか？

（2013年4月20日）

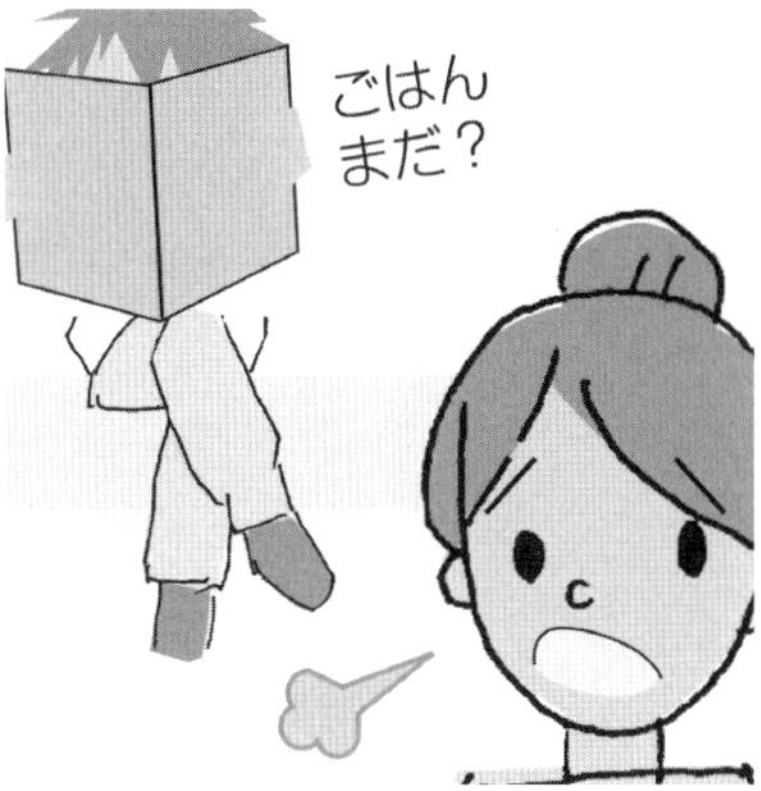

対象喪失と依存

こころの距離が大切

夫をがんで失った50代半ばのご婦人が受診された。悲しみにうちひしがれ、これからどうやって生きていったらいいのか、毎日涙にくれ、診察時にはうつ状態に陥っていました。

「対象喪失」という精神医学用語があります。充実した人生を送るためには、対象を持ち続けることが大切です。その対象とは、夫婦、親子、友人、同僚、仕事など、幅広い意味をもちます。中国語で対象（トイシャン）といえば、「恋人」のことを意味します。日本に限らず、世界共通にみられるこころの病いの心底にある問題は、対象喪失といえるでしょう。生きるための対象を失うことは、最大の悲劇です。

一方、対象にしがみつこうとする精神現象は、（対象への）依存です。大人にみられる依存が引き起こす問題として、浮気、借金、ギャンブル、アルコール、暴力、暴言、薬物など、青少年では、ネット、スマホ、ゲームなどがあげられます。意外と知らず知らずのうちに陥っている依存は、人間と人間のこころの依存関係です。それは「共依存」と呼ばれます。夫婦間の問題だけでなく、親子でも起こりますし、兄弟や友達関係などでも起こります。適当なこころの距離の調整が大切であるといえるでしょう。

ご婦人は、半年の月日が過ぎて、笑顔で再受診されたた。どうも、新たな対象が見つかったという話でした。第2の人生ということになるでしょう。

私たちは、対象を持ち続けることが生きる上で最も大切なこと。うつ病に陥らないためには、対象を取り戻すか、新たな対象を見出すことができるかにかかりますが、対象に対するこころの距離の調整も大切です。

（2013年11月2日）

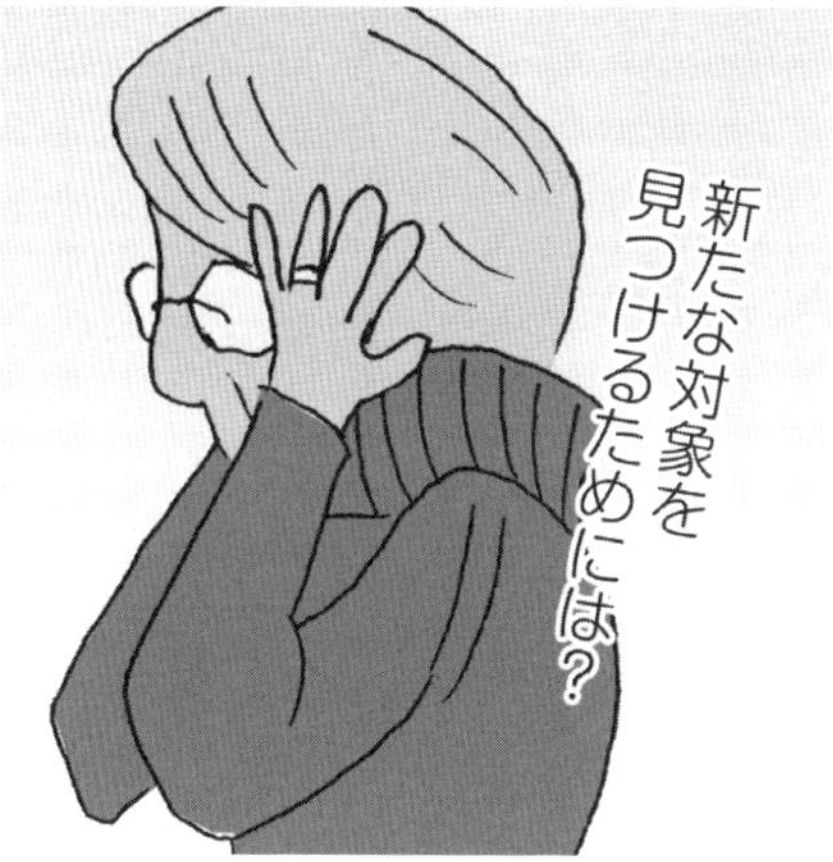

三つのタイプとは？

性格傾向と身体疾患

性格傾向と身体疾患の関連について、タイプA・B・Cという三つの性格に分類されます。

タイプAとは負けず嫌い、競争心が強い、成功欲・出世欲が強い、一生懸命、熱心、せっかち、短気、常に時間に追われている、といった性格傾向を持つ人のことを指します。フリードマンは、このような性格傾向を持つ方は心臓疾患にかかりやすいと報告しました。実際、その後の研究からも、タイプAの方はそうでない方と比べて、虚血性心疾患の発症率が2、3倍も高いことが報告されています。

タイプBとはタイプAとは正反対で、穏やか、あまり怒らない、無理をしない、マイペース、ゆったりと行動する性格の持ち主です。タイプBの性格傾向を持つ方は、タイプAの性格傾向を持つ方と比べて虚血性心疾患の発症率が低いという報告があります。

タイプCとは周囲を気遣う、感情（怒り・不安など）を自分の中に抑え込む、我慢強い、真面目で几帳面といった性格傾向を持つ方です。自分を犠牲にしてまで他者を気遣うタイプCは、周囲からの評価も高く、「誠実な人」「真面目な人」という印象を持たれ、日本人に多い性格です。しかし、このような性格を持つ方は、そうでない方に比べて、がんにかかりやすいと指摘されています。

ストレスを自分の中にため込むため、ホルモンや自律神経・免疫力などに異常を来すことで、がんが発症しやすいのではと、リディアとヘンリーは指摘しました。しかし、タイプCとがんの関連性については、あくまでも推測のレベルであり、実際にタイプCに本当にがんが多いのかは、まだ十分に検証されていません。

総じて、タイプAは心臓疾患にかかりやすい、タイプCはがんになりやすい、タイプBが一番、健康な性格だといえます。では、タイプAとタイプCはどうして心臓疾患やがんなどにかかりやすいのでしょうか。

その原因は、やはり「ストレス」の捉え方ではないかと思われます。ストレスを外に発散するタイプがA型とすれば、内にため込むタイプがC型といえるでしょう。何事も適当に受けとめることが健康の秘訣《ひけつ》ですね。

（2016年6月11日）

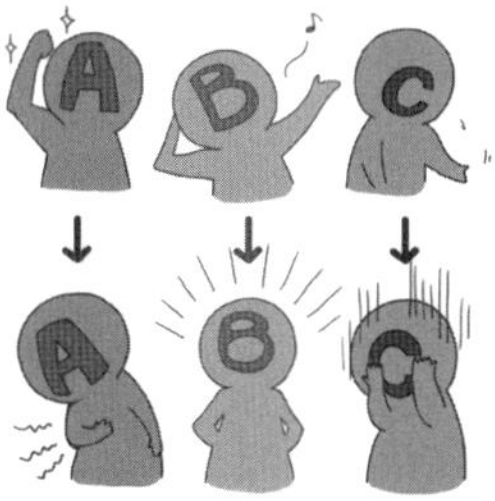

弱点ではなく、才能かも!?

敏感過ぎる人「HSP」

「冷房が少し効きすぎて、気分が悪くなった」「肌触りの悪いシャツは着ない」「今日の料理！　火があまり入っていなかったので、下痢したようだ」など、ささいなことに敏感な人は、周囲にけっこう多いように思われます。

この現象を最初に詳細に報告したのは、エレイン・N・アーロン博士。彼女は、カナダ・ヨーク大学（トロント）で臨床心理学の修士号、アメリカ・パシフィカ大学院大学で臨床深層心理学の博士号を取得し、サンフランシスコのユング研究所でインターンとして勤務しながら、臨床にも携わる臨床心理士で、1996年に『The Highly Sensitive Person』という本を出版しました。

敏感すぎる人は、その頭文字をとって、「HSP」と略され、世界十数カ国に翻訳され、詳細な調査が行われた結果、一般人口の約15～20％に認められることがわかりました。5人に1人がHSPということになり、著者自身もHSPであると記載されています。

日本でも文庫本として『ささいなことにもすぐに「動揺」してしまうあなたへ』（冨田香里訳、SB出版　2008年）が出版され、副題として、「あなたの内向的、人見知り、傷つきやすいなどの「敏感さ」は欠点じゃない！」と書かれ、仕事や人間関係、人生が劇的に変わる「繊細すぎる自分」と折り合いをつけ、よりよく生活していくためのアプローチなどが紹介されています。

「どんな時代であれ、いずれ苦しみはどの人生にも訪れる。いかにその苦しみとともに生き、苦しみを生きる他者の手助けをするかということにおいて、HSPは素晴らしく創造的で倫理的になれる機会を与えられている」との著者の格言は、非常に感銘を与えます。

HSPとして生まれた人にとっては、どこへ行っても、常にストレスが存在するでしょう。HSPの方々に必要なのは、ストレスと共に生きる新しい方法を見つけ出すことにあります。この生来授かった「敏感すぎる才能」は決して病気でなく、才能だと認識できれば、生きやすくなるのだろうと思います（2016年7月14日）

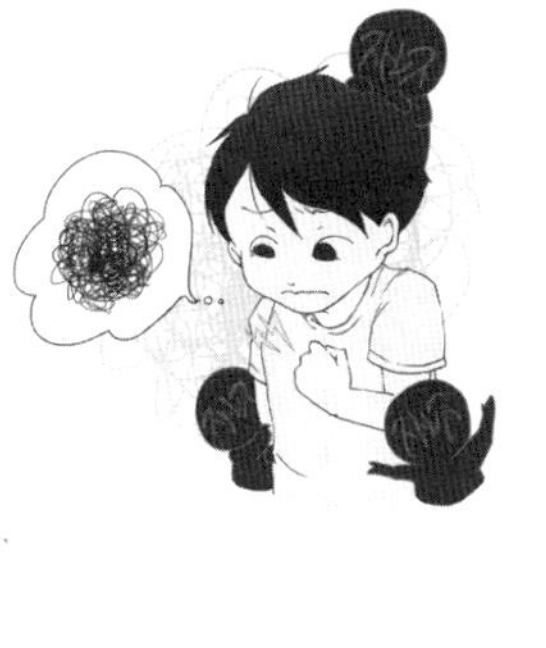

ASDのカウンセリングを通じて

依存と自立

親になると、子供が早く自立して、自分で稼いで一人前に食べていけるようになってほしいと望む人は多いでしょう。しかし、子供に不幸（精神的な病気、トラウマ、両親の不和や離婚など）が生じると、自分の力で生きていくことができなくなり、親に頼らざるを得ません。いろんな方法で心理的、経済的に援助する方法はありますが、やはり親の本音としては、子供が親への依存から離れて自立へと向かってほしいのではないでしょうか。

最近、「自閉症スペクトラム障害（ASD＝Autism Spectrum Disorder）」という原因不明の病が増えてきました。以前は発達障害といわれていたものです。日々、ASDの大学生のカウンセリングを行っていますが、その中で自立できる人となかなか自立できない人がいて、そこには何か違いがあるような気がしてきました。

具体的には、親に依存できなかった、あるいは親が怖くて親にも話ができない環境にあった人に比べて、親が十分に愛情を注いで、依存を受け入れて満たされた環境で育った子供さんは、親から離れて独り立ちできるのが早いような気がしています。

世の中は超多忙な世界に変遷しており、女性も仕事を持つようになったため、子供を預けてでも仕事中心で生活している母親が増えています。しかし、幼い時に母親が子供に十分な愛情を注ぎ、自然に母親から離れていくといった、ごく自然な子供の成長を見守るためには、母親があまりにも仕事に熱中するのは好ましくないのではと感じてきました。

経済的に大変な時代なので共働きが多くなっていますが、親が子供の自然な成長を見守る時間をもっと増やすことができればと個人的には感じています。来年度はこの問題も含めて、4カ国・地域（日本、台湾、中国、オーストラリア）の国際比較研究が始まります。

（2018年1月27日）

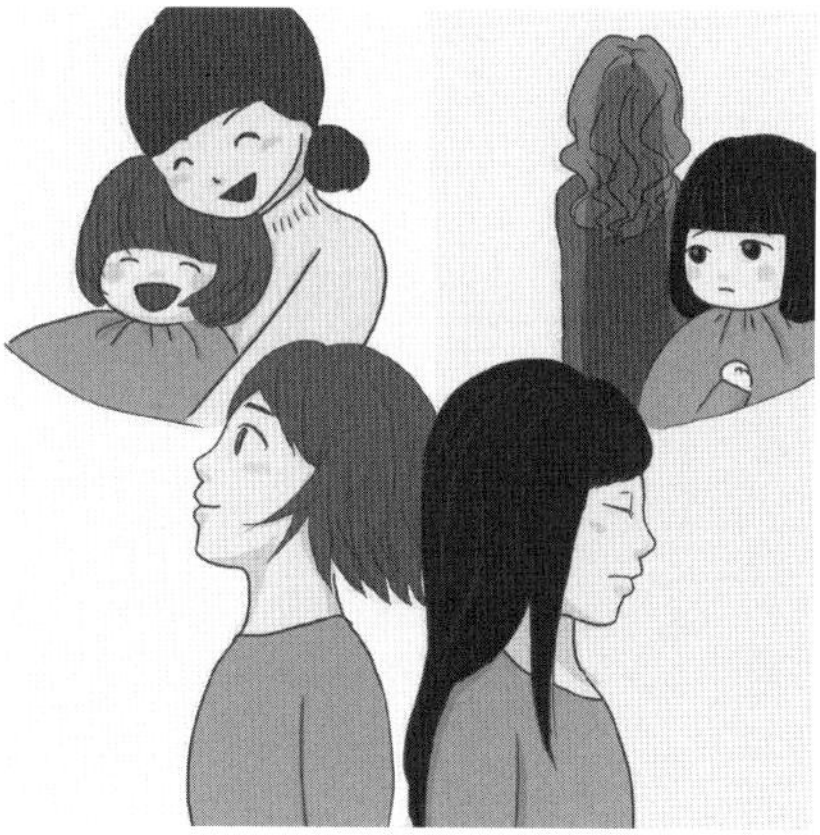

心因性視覚障害の背景には？

人付き合いの難しさ

「黒板の字が見えません」と悩む子供たち。教師が教室の前列に席を配慮しても、一向に見えないと悩んでいる。子供の視力低下を不安に思う母親は、メガネ店に連れて行く。そこでも「お子さんに合うメガネを作るのは難しいですね」と説明され、困惑する母親。どうすることもなく、眼科への受診の運びとなる。ここで専門的な診察を受け、明らかな異常がないことがわかり、「心因性視覚障害（視力低下）」の診断を受けることになる。

原因は精神的ストレスが背景にあり、親子関係、友達関係、担任の先生の関係など、人と人との関係がうまくいかないことが多い。母親が子供のことを心配するのは当然。しかし、「何事も過ぎたるは及ばざるがごとし」、あまりにも母親が子供のことを心配しすぎると、子供も母親から離れることができず、知らないうちにお互いが依存しすぎる関係に陥ってしまう。また、「両親の不仲や離婚」「肉親との死別や離別」「兄弟姉妹に対する親の愛情の差別」「親からの過干渉やネグレクト・虐待」「塾や稽古事への不満・負担」などもある。

学校における問題としては、「友達や担任の先生への不信・不満」「クラス内のいじめ」「勉強がよく分からない」「病気やけがで欠席が数日間続いたための学校不安・勉強不安」「入学・進学・転校」「席替えやクラス編成替え」「部活動への不満・負担」などである。人と人との付き合いは子供に限らず、何歳になっても難しいのが現実である。

心因性視覚障害に限らず、児童思春期にみられる心身症に陥る子供の特徴は、自分の気持ちをうまく表現できない(感情抑制)。診察しても、自分がつらいとか、こんなことが嫌だとか言えずに、じっと耐えているか、黙ったままで何も語ってくれない。話をどうやって切り込んでいけばよいのか、短い診察時間では不可能だ。

精神科医や心療内科にまで紹介するほどでもない。家族はそこまで望んでいない。結局、眼科医という専門的な立場で「よくしてあげたい」という情熱みたいなものが相手に伝わるかどうかにかかっているような気がする。

(2018年2月24日)

Chapter

2

学生さんからの学び

不登校

複雑な家庭環境も

学校に行けない子どもたちが増えている。「どうして学校へ行けないの」という質問に答えられる子どもは、不登校にはならない。言葉による表現を失い、不登校という行動によって不安を表現しているともいえる。

嫌な気持ちやうれしい気持ちが表現できない。教室にも入れない。保健室で勉強できる子どもたち（保健室メート）はまだいい方かもしれない。

担任の先生による相談や訪問、クリニックへの受診も全く拒否、自室に閉じこもり、時間だけが無駄に過ぎる。家族は腫《は》れものに触るように接し、不安でたまらず、あちこちに相談に回る。

診察場面で家族から生活史を尋ねると、ほとんどの子どもが幼いころ両親の不仲や離婚を経験、また父親のアルコール問題など、「カオスティック家族」と呼ばれる複雑な家庭環境で育っていることに気づく。

こうした子どもたちは、何事も単純に考えることができず、ささいな人間関係も非常に複雑に、敏感に考えてしまい、やがて混とんの中に入り込む。一度、入り込むと出口が分からなくなってしまう。

カオスの中から子どもたちを脱出させるには、どうアプローチすればよいのだろう。子どもへのインタビューをやっていると、家庭や学校で「やさしさ」や「愛情」に飢えていることを強く感じる。ここらにヒントがありそうだ。

こちらの働きかけに突然泣き出したり、笑ったりしてくれるとホッとする。気持ちが通じた瞬間だ。すべての子どもたちが単純で素朴な心を持っている。問題の子どもも奥底にそれがある。それに触れるには、ごく単純な喜びを回復すること。例えば、集団の中での身近な遊びなどに、潜んでいそうだと感じている。

（１９９９年11月18日）

人間関係免疫不全症候群

社会的連帯力が低下

携帯やスマホなどの電子機器の普及に伴い、相手の顔が見えなくともメールや電話でのコミュニケーションが可能な時代となり、電子ゲームの普及により「一人遊び」が可能となった。これらの便利な道具は日本人の性格にぴったりはまり、その結果、「空気が読めない」「友人ができない」などの新たなコミュニケーション障害が小中高大学の学生内で増加している。

日本人は本来、相手の気持ちを察しすぎる傾向があり、それは良い面と悪い面があるだろう。しかし、最近では口論をしたことがない、けんかをしたことがない、など密接な人間関係を避け、嫌なことはメールで伝えるという学生も見受けられる。人間関係は最先端の道具により、さらに希薄化しているように思われる。ささいな言葉に敏感で、集団に溶け込みにくい学生を私は「こころアレルギー」と命名した。つまり、からだのアレルギーでは皮膚に赤く湿疹ができる現象を比喩して、人と人との接触で、嫌な気持ちになる、つまりこころに湿疹がでるという意味で、こころアレルギーは人間関係免疫不全状態を例えている。食堂で一人で食事ができずに、トイレの中で弁当を食べるという「便所飯」もその現れの一部である。集団力や社会的連帯力の低下などが問われているが、大学生がアパートで一人生活をすることは欧米では考えられない。欧米では、ｓｈａｒｅｄ ｈｏｕｓｅで共同生活するのが一般的である。私がニュージーランドで生活していた時、「日本人の大学生は、一人で生活するのですか？寂しくないですか？」とみんなが驚いていた。

私たちは、これから、昔の子供時代のように、みんなで遊び、みんなで考え、みんなで行動するといった本来の姿を取り戻していかなければ、「こころアレルギー」の学生はますます増えていくことだろう。

（２０１３年２月23日）

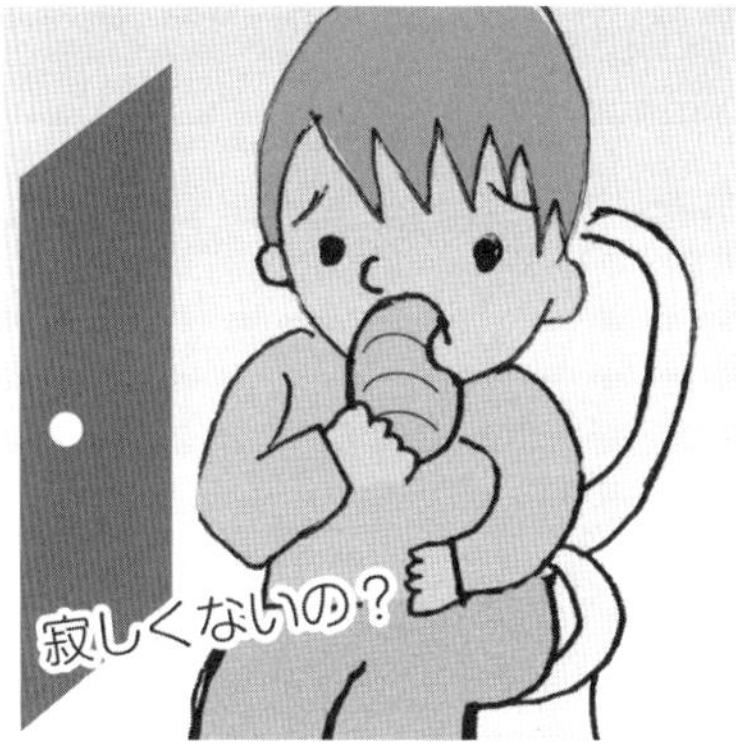

発達障害

有効な治療や対応課題

「自分は発達障害ではないか」という学生さんが飛び込んできた。ここ2カ月で2人目である。どんな悩みかと尋ねると、目の前の友人と話しているが、後ろのひそひそ話と同レベルで聞こえてくる、周囲の情報を同時に2つ以上察知してしまう、どんな小さな音でも感知する、話し始めると話題が飛んでしまい、周囲からおかしいといわれる、手まぜなどじっとしていることができない（つい、ボールペンを分解してしまう）、沈黙に耐えられない、近時記憶が極端に低下している（すぐに忘れる）など。

どうも、感覚器（目や耳など）の機能が過敏になっている症状が多い。強迫症状（同じ行動を繰り返してしまう症状）との区別が難しいが、強迫症状にはスタートがある（きっかけがある、不安がある、自分でも認識できる）。しかし、発達障害にはそれがないという学生さんの詳細な観察記録があった。また、自身のこのような症状に苦しんでいるのを「社会的に認知してもらいたい！」という学生もいる。すなわち、自分が悪いのではなく、これはちゃんとした病気なのだと思ってもらいたいという切実な悩みである。
東京の櫻井クリニックには、発達障害（ＡＤＨ／ＡＤＨＤ）外来があり、発達障害の診断を希望する患者さんの予約が約10年間詰まっているという。学生の間では、発達障害類似症状が増えているのは確かであり、それは現代病でもある。さらに、わけのわからない症状はみんな発達障害じゃないかといわれるのが教育現場の現状だ。この病気の原因に関して、次々に新しい研究報告が発表されているが、最先端の知見は遺伝子レベルでの報告である。実際の有効な治療や対応の研究が早急の課題であるが、精神障害全般にいえることでもあるが、なかなか根本的な治療は難しい。

（２０１３年３月23日）

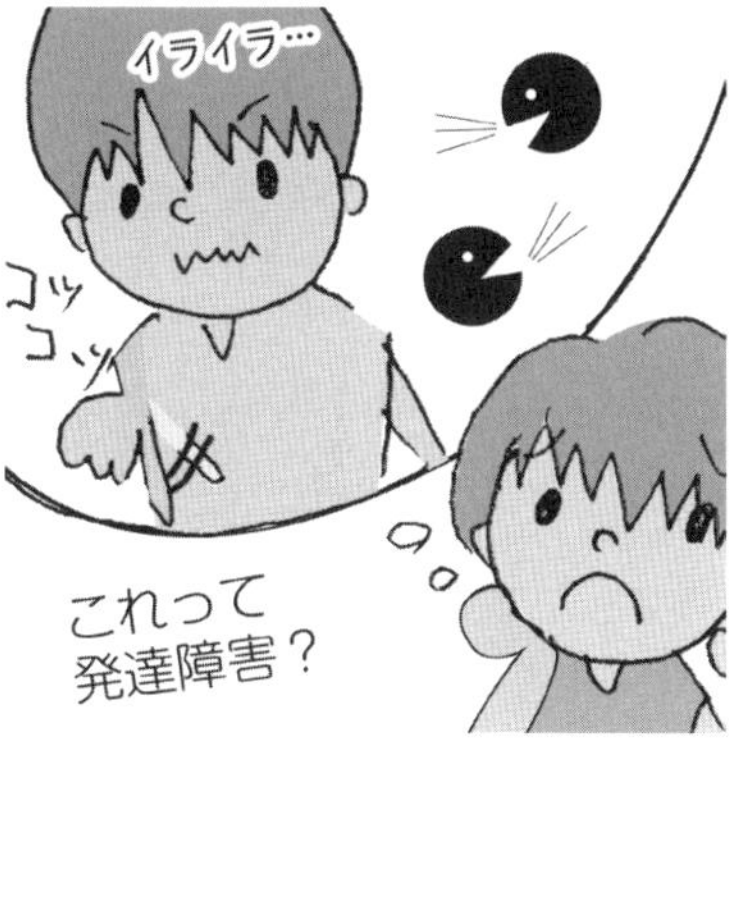

連絡がとれない学生

対応にベスト尽くす

現代社会はスマホ時代となり、人と人との連絡網はさらに緊密になっているが、一方で、最近の大学生に「人間関係力の低下」と思われる現象が生じている。

佐賀大学（本庄キャンパス）では、数年前からチューター制度（担任制）が設けられ、年2回、教員と学生が面談するシステムが導入された。しかし、教員が連絡しても連絡がとれない学生が増え、教員と学生を繋ぐ役割を担う「キャンパスソーシャルワーカー（ＣＳＷ）制度」が発足した。

現在、非常勤7名で毎日、連絡のとれない学生の対応に追われている。また、教員だけではなく、両親の連絡にも応答しない学生もいる。安否確認の要望から、ＣＳＷが学生のアパートを訪ねて、本人が元気にしているか、食事や睡眠がとれているかなどを確認する「アウトリーチ（訪問相談）」まで行っているのが現状だ。それでもうまくいかない例が多々ある。

廣中平祐氏（数学者、元山口大学長）の講演を聞いて、学生の対応に関する忘れられない話がある。廣中氏がハーバード大学教授時代の話。チャールズ・リバーという川は冬になると氷つくが、川の中央は氷の厚みが薄くて危険である。その最も危険な川の中央に、自殺しようと40歳前後の男性が走った。その風景をみて、共倒れになることは明らかであるから、誰も助けに行こうとしなかった。しかし、ある20歳代の男性が危険を顧みず川の中央まで走り、その男性を助けた。その知らせを聞いた町はその若者を表彰することにした。しかし、その表彰式の前日に、助けられた男性は森の中で首をつって死んだという。廣中氏は「その若者は表彰に値するか」の宿題を提案したが、それ以上のことはコメントしなかった。

この話は、学生への援助について、教職員に貴重な示唆を与えている。つまり、その場面（瞬間）にどの程度、最善を尽くしたのかが重要であって、その後の結果ではない。援助するというのは、教職員がその後の結果に後悔しないようにに、その瞬間にベストを尽くすという姿勢を忘れないことが最も重要であるように思える。

（2013年7月13日）

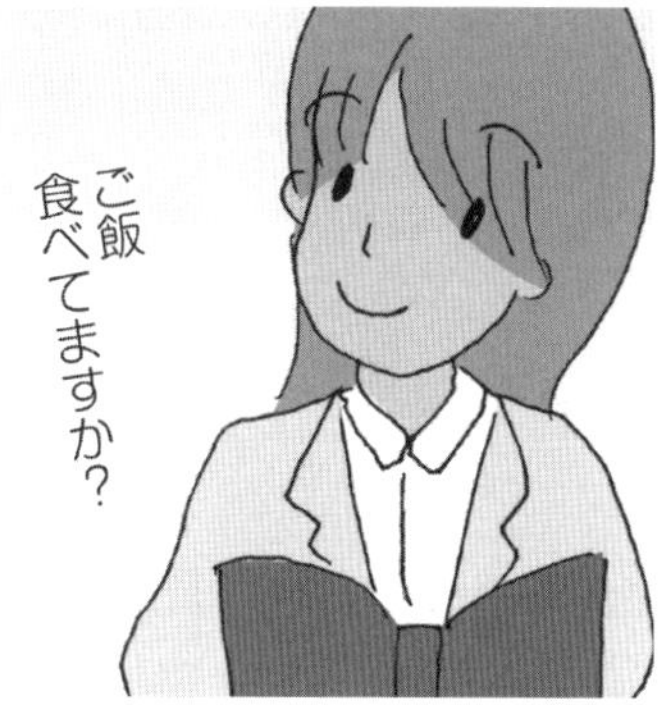

人と人のつながりを大切に

ネット社会の弊害

「ネットばかりして、学校へ行かなくなりました」と深刻に悩む両親の相談がある一方、秋葉原通り魔事件（２００８年）以来、予測できない不可思議な事件が生じています。それも１つや２つではないのはどうしてでしょうか。

私は大学生におけるインターネット中毒の調査をここ10年間、大学院生と行ってきて、感じるものがあります。それは、（１）学生の中で、不眠状態に陥り、さらにうつ状態に陥った学生は、インターネットにはまっていること、（２）インターネットの仮想社会と現実の世界の区別ができない状態に陥りやすいこと、の２点です。

最終的な問題は人間を人としてではなく、何かものとして捉えるような考え方が生じていることです。つまり、ネットは非常に便利な道具ですが、コミュニケーションツールとしてインターネットを使えば使うほど、社会的な対人関係能力は低下してしまう可能性があります（インターネット・パラドックス）。

人はいつの時代も人と人のふれあいを大切にしてきたと思いますが、一方では人をものとして捉える見方（特に、戦争がそうですが…）、自分の過信と興味による傲慢な自己の肥大ともいえる事件が増加しているような気がします。また、実際に会って話をするフェイス・トゥ・フェイスでのコミュニケーションは減少し、相手の声を聴いたり、顔を見るのはいつも端末越し。さらに、インターネットの普及にともない、倫理感の欠落が生じていることは否めません。

もちろん、インターネットを否定しているわけではありません。ただ、インターネット普及による「01思考」に悩む若い人々、インターネット普及による合理的な考え方と人と人との触れ合う力が低下し、その結果、倫理感の乏しい若者が増加しているという問題です。この解決には、再び倫理や道徳といった人間の生命や個々人を大切にする教育を考え直さなければならない時代になっているようです。

（2013年9月7日）

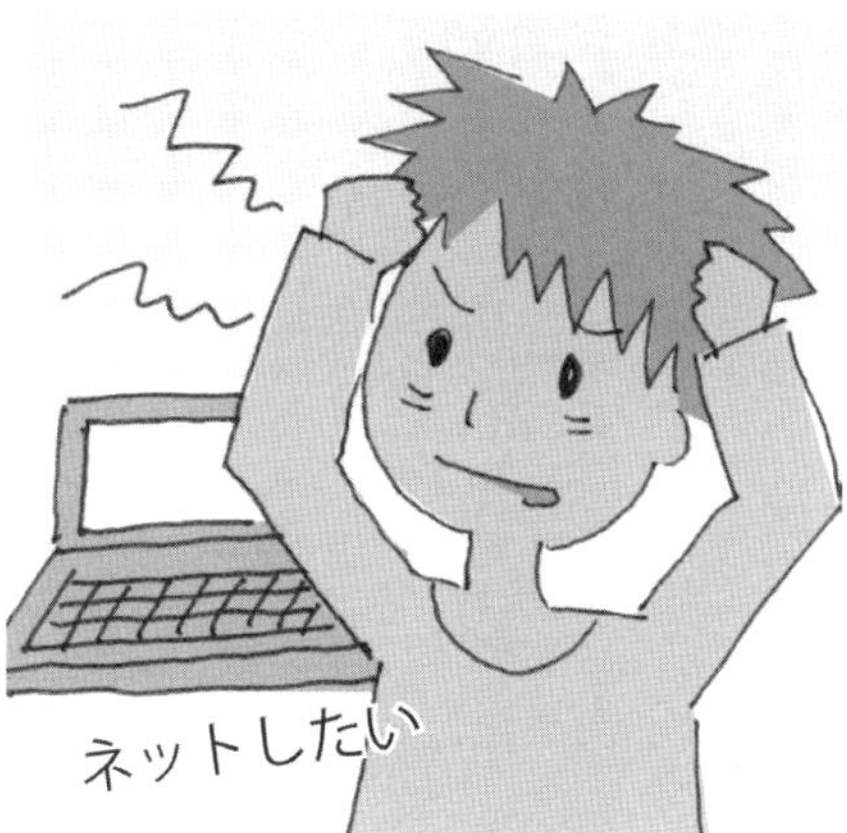

うつ病の教育が重要

自殺を増やさない方策を

ある大学生のシナリオを提示します。「健二（仮名）は、現在20歳の大学生です。ここ2週間ほど気分が落ち込み、悲しい気持ちをずっと感じています。最近、健二はいつも疲れていますが、夜中に起きてしまい、どうも眠れません。健二は最近、食欲が低下し、めっきり体重が低下してきました。授業に出ても集中できず、決断力が鈍っています。日々しなくてはならないことも、なかなか出来なくなってきました。健二のルームメートも、彼の学校の成績が低下しているのではと心配するようになっています」。このシナリオを読んで、みなさん、どう感じますか？どのような精神疾患をイメージしますか？

つい最近の柴佳宝らの調査によれば、日米中の大学1年生を対象に、このシナリオを読んで、どのように考えますかという質問を行い、その選択肢として、精神遅滞、うつ病、統合失調症、ＡＤＨＤ（注意欠陥多動性障害）、ＬＤ（学習障害）、拒食症、その他、わからない、を取り上げ、1つだけに○印をつけるよう指示しました。その結果、うつ病に○印をつけた割合は、米国のブルガム・ヤング大学では、89・6％（259／289人）、日本の佐賀大学では、64・4％（112／174人）、中国の清華大学では、52・8％（103／195人）でした。中国の清華大学は、日本の東京大学と並ぶ全国トップの大学ですが、あまり高い正答率とは言えませんでした。一方、アメリカは現在、過剰な競争社会の中で、うつ病の有病率は日本より高く、そのためか「うつ病の教育」が積極的に行われているそうです。

日本では、これだけ一般化したうつ病をどこで習うのでしょうか？ 自殺数がやっと3万人を下り、うつ病と自殺の問題が知られるようになってきましたが、教育の現場で、うつ病をしっかり教育することが、これ以上、自殺者を増加させない最大の方策だと思います。（2013年10月5日）

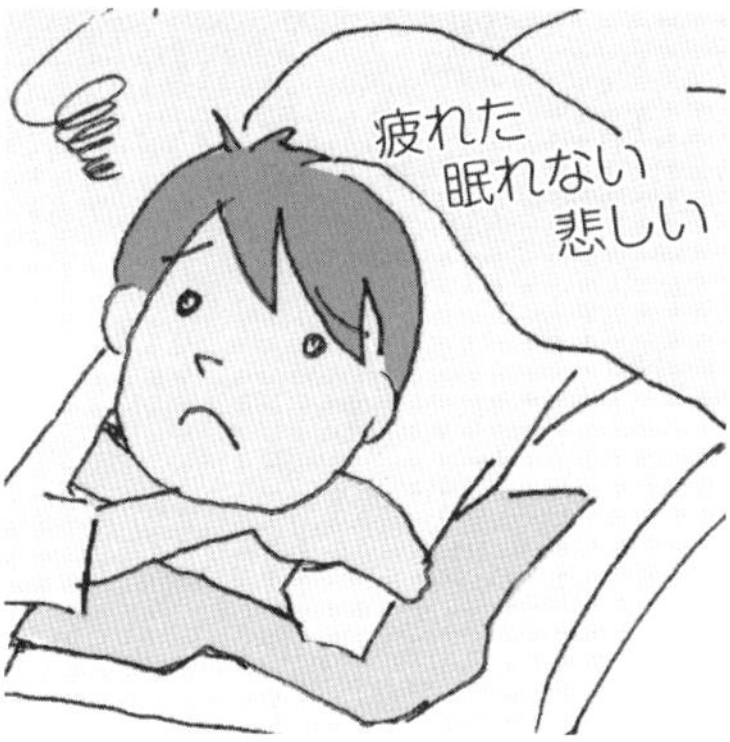

これからの大学生へ望むこと

「意志」「選択」「芸術」

佐賀大学と放送大学で講義を行った印象ですが、放送大学の学生は学ぼうという意志が強く、生き生きと講義を受けているようです。質問も多い。それはなぜか？放送大学では、自分で選択した科目を受講しているからだろう。一方、一般に、大学1年次の必修科目では、小中高校の講義と同様に、決められたことを決められたようにカリキュラムに沿って、半ば強制的に教え込まれているからだ。大学に入って、初めて自由を感じた学生は、ごく一部の学生ではあるが、糸の切れた凧《たこ》のように、大学へ来なくなる。もううんざりだと言わんばかりだ。

「シュタイナー教育」をウィキペディアで調べると、「シュタイナーは『現代の人間はスズメバチのようである』とし、頭脳ばかり発達して意志が伴わない状態におかれていることを危惧した。シュタイナー教育の目指すものは、宇宙にある諸事物の理念を、人間と結びつけて理解し、それによりミクロコスモスとしてのわたしを活き活きとした理念で満たすことである。その手法として、芸術が重要視される」と書かれている。ここで重要なことは、「意志」と「芸術」である。

小学校の頃より、選択するという「意志」を学んでいれば、大学に入学しても、自分で選択し、積極的に学ぼうという姿勢が生まれるはずである。しかし、私の個人的な記憶では、小中高校の授業は受け身的であったように思われる。成績や偏差値にこだわり、有名大学にあこがれ、点数の良しあしで優越感と劣等感に悩まされた。

佐賀大学では、平成28年4月から「教育学部」と「芸術地域デザイン学部」が開校される。明確な意志をもった学生が集まってくることだろう。その中で、意志（意欲）と芸術という観点から、小中高大学教育がどうあるべきか、選挙権の引き下げも同年6月から施行されることから、前向きな研究も期待したい。


（2015年8月8日）

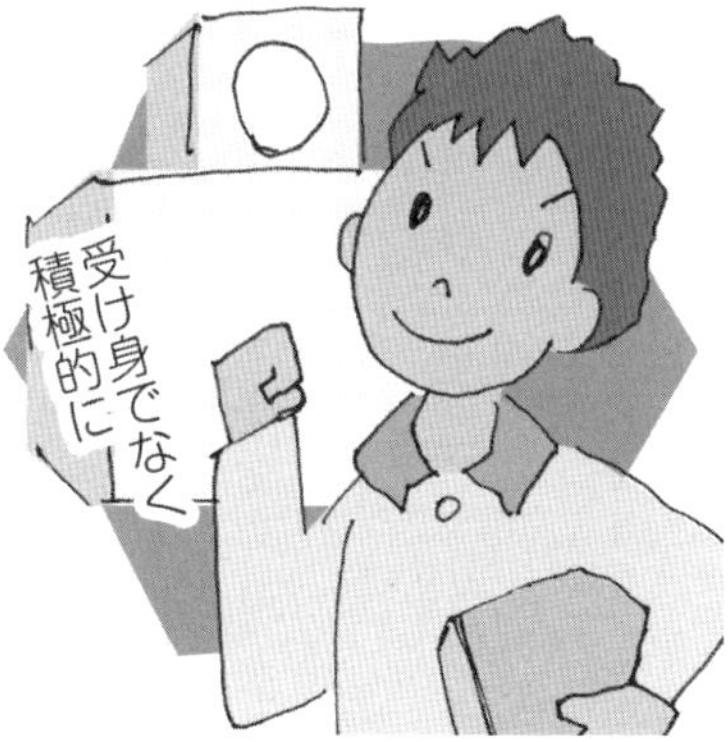

ケアと自己管理不可欠

日本人大学生の留学

最近、日本人大学生の海外留学で悲しい事件が報道されている。特に女子大学生が男女関係のもつれなどを契機に、深刻な状況に発展しているようである。トラブルの詳細は不明であるが、概して平和で治安がよい日本で育ったわれわれは、海外生活にあこがれを抱く一方で、リスクが高いのも事実である。

このような現状で、医療的視点からも一人ではなく、何人かで行動する（暮らす）ことが重要である。もし何か一大事になった場合、誰かに助けを求めることができるからだ。そこで、留学に際して、どのような準備や対策が行われているか、佐賀大学を例に取り上げてみよう。

一般に海外留学は、短期留学と長期留学に大別される。短期留学は国際交流推進センターが実施する「佐賀大学短期海外研修プログラム（ＳＵＳＡＰ）」や各部局で実施するスタディーツアー、文科省のプログラムなどが利用されている。長期留学は海外協定校への交換留学が主である。

協定校は条件を定めていない大学もあるが、現地で暮らす上で必要とされる最低限の語学能力がない限り、佐賀大学からの推薦は行われない。重要なことは、派遣に際してのケアである。国際交流推進センターの短期プログラムと交換留学は、渡航前に「数回の事前研修」が実施されている。知識や準備のためだけではなく、プログラムの参加者同士、または同じ時期に世界中へ派遣される仲間たちの「横のつながり」をつくることで、留学中に相談や協力し合えるような関係づくりを促す目的がある。また、出発間際にはセンターが包括契約をしている旅行会社（全員に海外旅行保険への加入を義務付け）による「危機管理オリエンテーション」も実施される。

留学の大切な条件として、危機を察知する能力および自己管理能力が問われる。日本人大学生が海外に留学する場合、個人で行動するよりも、数人が一緒に行動できるようなチームをつくり、お互いの情報交換を行いながら、寮やルームシェアしながら生活することが望ましい。どんな非常事態が生じても、すぐに助けを求められる環境づくりは、医療の場でも同様である。

（2017年1月28日）

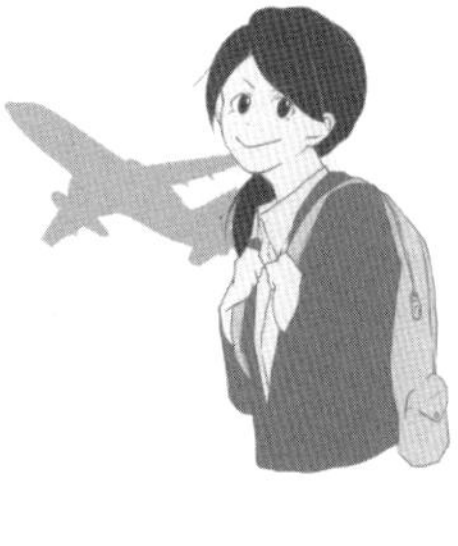

人との接し方、変化を映す

学校の男子トイレ個室化

ここ数年、男子大学生の健康診断、特に尿検査の風景に変化が見られるようになった。尿検査では、小便器を使用せず、個室の洋式トイレを使用する学生が顕著に増加している。検尿カップを持って、尿を採取する姿を誰かに見られるのがつらいのだろう。

５月４日の佐賀新聞では、「鳥栖市は本年度からトイレを改修する市立小中学校10校について、心と体の性が一致しないトランスジェンダー（性同一性障害を含む）の児童生徒にも配慮し、男子トイレから小便器をなくし、すべて個室で洋式化する方針を決めた。多様性を尊重する先駆的な取り組みに注目したい」と報道されている。

その理由に、家庭のトイレは９割以上が洋式化されているのに対し、小中学校は全国的に耐震化優先で洋式化が遅れている。鳥栖市内の小中学校の洋式化率は40％台半ばで、古くて「臭い」「汚い」「暗い」と評判が悪いと指摘されている。

その一方で、ザルツブルグ（オーストリア）のアレルギー調査によると、農家の子と都会の子を比較した場合、ぜんそくは1％対11％、花粉症は3％対13％、アトピーは12％対29％。私たちは長きにわたり文明を築き、街中には家畜も細菌も無い「超清潔社会」になったが、その代償として、体の免疫力も低下していると言える。確かに、トイレの水洗化が進んで洋式が普及し、ハエを見る機会もなくなった。

「超清潔化」現象は体のアレルギー現象にとどまらず、人間関係においても完ぺきを求める人が増えている。米国保健センター関連の雑誌では、「社会的な連帯力（群れる力）の低下」が問われている。個別化（個人化）、多様性などを求め過ぎると、人と人とがかかわった群れる力が失われ、「自分が周囲からどう見られているのか」を過剰に意識し、集団の中に溶け込めない学生が増えてくるという現象だ。

小便器の廃止が、今後の日本社会において、どのような変化をもたらすのか。多様性を認め合う社会と集団力の低下という2つの相反する側面から、その経過を追いたい。

（2017年6月10日）

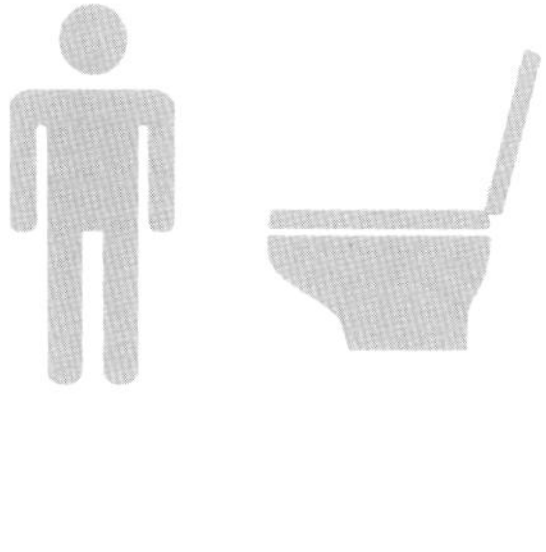

自分の行い省みる機会

DVや児童虐待の加害者

人は誰しも自分が正しいと思っている。そこで生じるのが人と人との衝突（誤解）である。

私は今、週末や平日夜間にボランティア活動を行っている。「被害者支援ネットワーク佐賀ＶＯＩＳＳ」と「いのちの電話」である。これらの活動の中でよくみられる相談は、家庭内暴力（ＤＶ）、ハラスメント、性的暴力、いじめ、児童虐待などである。

相談で共通しているのが、加害者は自分の行動がどれだけ相手を傷つけているのか分からないということだ。自分の行動が常識から外れていることに気づかないのである。その修正も極めて難しい。

なぜそのような行動をとるのか。客観的にみて、その行動がどうなのかと考える余地があると思われるが、それがうまくいかない。また鍵と鍵穴のような人間関係の組み合わせにおいて、問題が顕在化し、深刻化することもある。

結局、家族や職場において、加害者と被害者が一緒にいることはリスクが高いと思われ、いったん両者を離した方が良いという結論になる。家庭では家族の離別、職場では退職や配置転換である。和解に向けて努力するが、それがなかなか難しい。一度、壊れてしまった人間関係を修復するのは困難で、残念ながら元に戻らないことが多い。このような問題を未然に防ぐために何ができるのか。もし問題が生じたとしても、深刻化を回避できるのだろうか―。

問題を引き起こしている人は過去に同じような悩みを経験している。すなわち問題の連鎖である。つまり、自分が受けてきたつらい経験を誰かに復讐《ふくしゅう》するかのごとく、無意識に同じ過ちを繰り返していることがある。

ふと内省する余裕があれば、自分の行動のゆがみに気づく人もいる。気づかずに、何度も失敗している人は、誰かに自分がとっている行動を客観的に評価してもらうことが大切だ。それでも気づかない人は、おそらく誰からも相手にしてもらえず、生涯、孤独な人生をたどることになるだろう。皆さんには、自分の行動を第三者の目でみてくれる人がいますか？

（２０１７年７月８日）

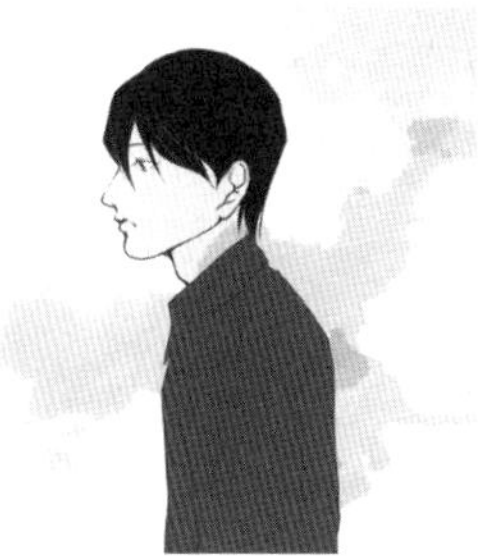

Chapter

3

うつになってからの学び

うつ病に陥らないために

規則正しい生活が何より

うつ病の治療を受けている人は全国で100万人にのぼっており、治療を受けていない人を含めるとおよそ270万人に達するという推計調査がある。今や、うつ病は生活習慣病の1つとして、治療や予防が重要である。最近では軽度のうつ病患者さんは、自ら不眠や意欲の減退を主要な病状として医療機関を受診するようになった。うつ病の受診に至る閾値《いきち》は低くなってきており、この現象はよりよい傾向であると思われるが、私たちはなるべくうつ病に陥らないように工夫することも大切だ。

うつ病にならない工夫として、脳内のセロトニン（うつ病ではセロトニンが不足しているといわれている）を増やすことにあるが、Young SN（2007年）によれば、（1）会話（よりよい人間関係）、（2）日光浴、（3）運動、（4）食事が重要とされている。よりよい家族や職場では、会話がはずみ、自分の気持ちを気軽に表現でき、それが結果として、セロトニンを増加させる。

日光浴では、最近、注目されている時計遺伝子と関連するが、全身の皮膚は太陽の光を浴びることによって時間を認識するといわれ、朝、日光を浴びることは生活リズムを崩さない秘訣《ひけつ》である。適度な運動がセロトニンを増加させることはラットの実験からも、証明され、人間も同様である。運動によるうつ病予防に関する報告も多い。

食事については、セロトニンは人間が自ら合成できないため、食事から作られる。原料として重要なのは、トリプトファン（アミノ酸の一種）であるが、その合成過程で、ビタミンＢ６の補酵素が必要とされる。日本人は、昔から、豆腐、納豆、みそ汁といった大豆性タンパク質を十分とっている関係上、この中にトリプトファンは多く含まれる。ビタミンＢ６に関しては、例えば、果実ではバナナに多く含まれ、もし、朝食がとりづらい人は、豆乳バナナを飲むだけでも予防になる。

総じて、うつ病に陥らないためには、日頃からの規則正しい生活が何よりも大切だ。

（２０１２年９月29日）

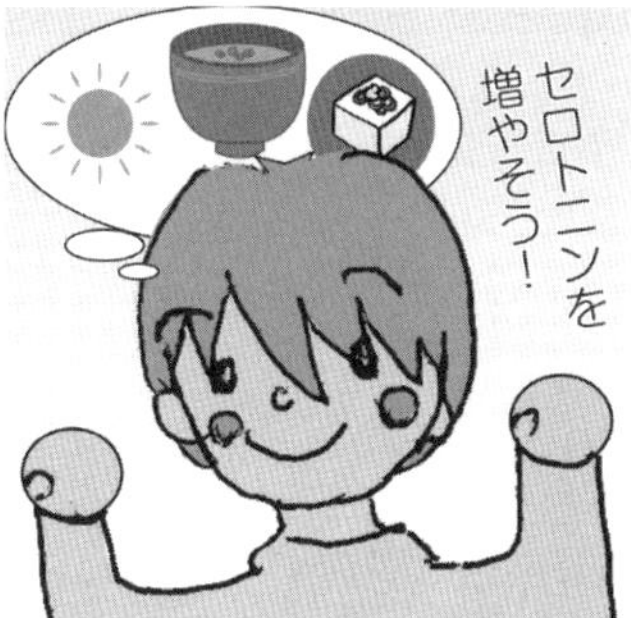

「新型うつ病」って？

他罰的、外罰的な傾向

うつ状態で休職中なのに毎日パチンコに出かける、さらに海外旅行まで出かけるなど、病気かどうか疑問視される状態。最近のメディアでは、「新型うつ病」と呼ばれています。この用語は、あくまでメディアが作り上げた「はやり言葉」に過ぎません。新たに「新型うつ病」という病気が発見されたわけではなく、登場したわけでもありません。その定義や診断基準なども存在しません。

ただし、うつ病の特徴が少しずつ変化していることは事実です。かつては、真面目で几帳面、責任感が強く、勤勉な方がうつ病になりやすいと言われてきました。その真面目さや責任感の強さが過労につながって、不眠や食欲不振、自責感の強いうつ状態に陥るといったメランコリー型うつ病が一般的でした。

ところが、「職場にいない時は元気で、職場に入ると、うつ状態に陥る」というタイプのうつ状態が話題に上るようになってきました。そういう方と面談すると、「自分はうつ病だ」と自ら語り、その一方で、気分転換のために旅行に行くなど、ちぐはぐな行動がみられ、どうも従来のうつ病とは異なるという意味で、「新型うつ病」と呼ばれるようになっています。

このような特徴がみられるうつ状態は、他罰的、外罰的な傾向があり、問題が自分にあるというよりも、自分の周囲の人が悪いからこうなったのだと考える傾向があります。もちろん、憂うつな感じや孤独感や寂しさを抱えていることも確かで、うつ病の診断基準にも該当します。しかし、かつてのうつ病のイメージとはニュアンスが違い、職場の上司などは、部下がこのような「新型うつ病」の状態に陥っても理解しづらく、どう対処したらよいのか、わからないことが多いようです。

人員削減の厳しい時代、文化や社会が変化している時代を考えると、うつ病の病態も変化している可能性があります。このような状態に陥った場合、職場を変えることも、一つの解決策かもしれません。

（2013年8月10日）

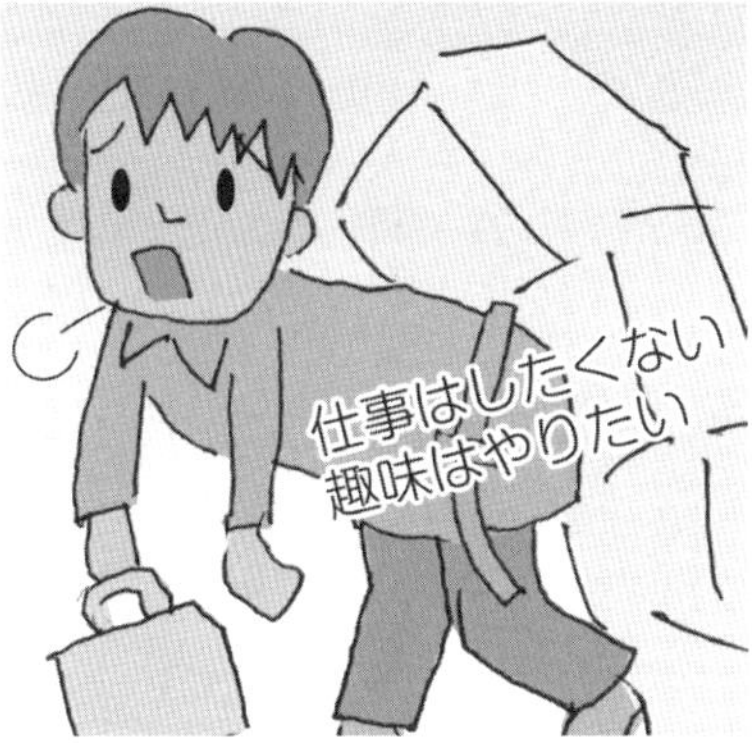

人と人とのつながり深めよう

グルーミングによる「うつ予防」

グルーミングとは、動物が個々またはお互いの毛づくろいやノミ取りなどを行う「触れ合い」や「癒やし合い」のことを意味します。人間の場合、社会的グルーミングといわれ、人と人が群れの中で生活するうえで、互いの体や外観をきれいにしたり整えたりする行動だけでなく、例えば近所の人たちとの付き合いや家族の絆を補強したり、人間関係を構築する手段ともなっています。国際関係における和解や紛争解決の手段としても、グルーミングは重要であるといわれています。

グルーミングの活用例としては、親子や恋人同士のスキンシップ、家族や友人とのおしゃべり、マッサージ、髪をすく、撫《な》でる、タッピングやタッチなどがありますが、これらのスキンシップや人との触れ合いは、セロトニンの活性化（うつ病の予防）とストレス耐性の向上に効果があるとされています。

一方、グルーミングやスキンシップは、愛情ホルモンとして知られる「オキシトシン」の分泌を促進するといわれています。オキシトシンとは、乳汁分泌を促進するホルモンです。お母さんが赤ちゃんにミルクをあげる際、赤ちゃんを抱っこして、十分な愛情を与えることで、お互いのこころが通じ合い、自然にオキシトシンの分泌が増え、母乳の分泌が促進されることになります。

　最近、スマホやゲームの流行により、グルーミングすることが少なくなったような気がします。私が子どもの頃、祖父《じい》ちゃんの背中をよくたたいてあげていましたが、最近の子どもたちは、久しぶりに祖父ちゃんに会っても、そばで一生懸命にゲームをしている姿を見かけます。

　これからは、もっと人と人とのスキンシップを大切にしていきましょう！

（2015年5月2日）

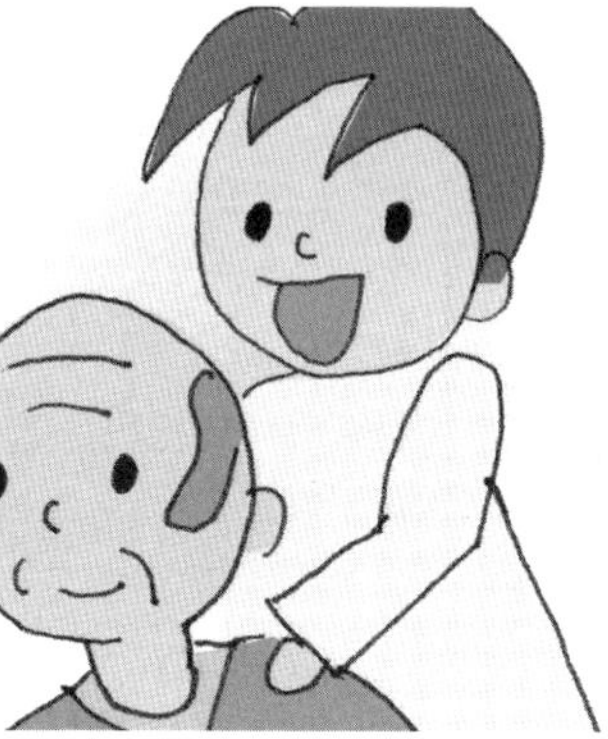

がんの初期症状の場合も

警告うつ病

最近、芸能人が自らがんの手術を受けますとカミングアウトする時代になりました。がんの診断は、できれば早期に発見されれば、予後がよいことはもちろんです。欧米では古くから、うつ状態が腫瘍の初期症状であるとの報告があり、最初に報告されたのはロイター（ドイツの医師）が１９７３年にがんの発見に先立って、うつ病がみられるケースを報告しました。私も27年前、「うつ状態が先行した悪性腫瘍の３例」を１９８８年に報告しました。当時は、それほど注目されませんでしたが、現在、一生涯に２人に１人はがんにかかる時代となり、がんは身近な病気となりました。

そこで、がんと思われるような身体症状（微熱・全身倦怠《けんたい》感・痩せなど）が前面にみられる場合はすぐに病院に受診されるかもしれませんが、精神症状（不眠、抑うつ気分、朝方の気分不良など）がみられるレベルで早期にがんが発見されれば、予後がよい可能性があります。がん患者にみられるうつ状態は、早期のがん細胞から放出されるタンパクに対する抗体によって、うつ病の原因物質のひとつであるセロトニン（元気ホルモンともいわれる）の活動が免疫学的に阻害されるために生じるという報告もあるほどです。特に、すい臓がん、肺がんでは精神症状が先行する可能性が示唆されており、うつ状態が腫瘍の初期症状であり、早期診断に役立つ付加的症状として位置づけられています。

抑うつ症状がみられる場合、多くは精神疾患であるうつ状態・うつ病の可能性が高いのですが、念のために身体検査（血液検査や画像診断）を受けて、腫瘍の有無を鑑別しておくことが、がんの早期発見のために重要であると思います。

（２０１５年10月10日）

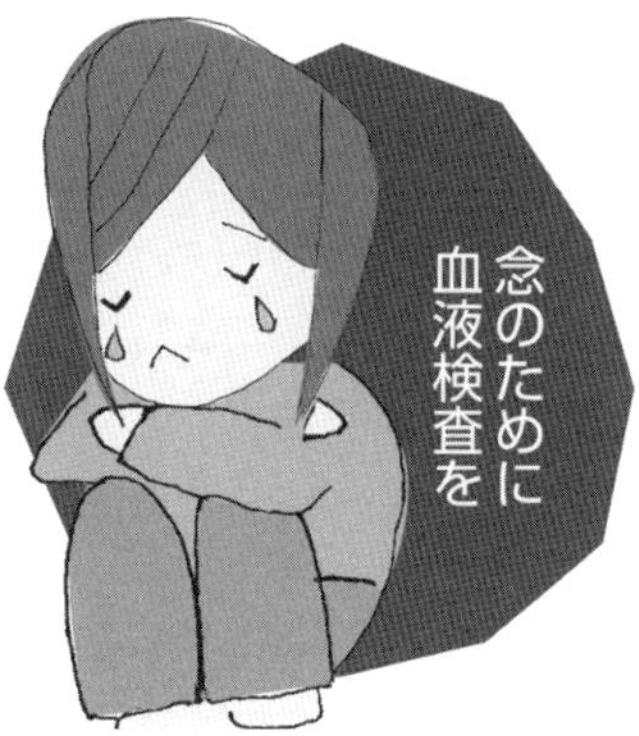

なぜ、うつ病は増え続けるのか？

「天敵・孤独・記憶・言葉」

抑うつ気分が2週間以上続くとうつ病と診断されます。世界のうつ病患者数は現在、3億5000万人に達し、日本でもこの10年あまりで2倍に急増しました。うつ病は脳に原因があり、特に、脳内の扁桃体《へんとう》の過活動によりストレスホルモンが過剰に分泌され、引き起こされます。扁桃体を活発にさせる要因は、「天敵・孤独・記憶・言葉」だといわれています。

うつ病の由来は魚時代にさかのぼります。5億2000年前、誕生したのが人類の遠い祖先、魚。魚は、節足動物と違い、脳を持ちました。天敵から身を守るための機能として扁桃体を持ったのです。敵が近づくと扁桃体が反応し、ストレスホルモンが分泌。逃げきれない魚は、天敵の魚と1カ月生活することでうつ状態に陥ります。このとき、ストレスホルモンの大量放出がみられ、過剰なストレスホルモンが脳の神経細胞にダメージを与え、神経機能に障害を生じさせます。

つまり、「ストレス→扁桃体の過剰反応→ストレスホルモンの過剰分泌→神経細胞に必要な栄養の減少→神経細胞の萎縮→意欲や行動の低下」という経過をとっているのです。

哺乳類の扁桃体は、「天敵」以外にも反応し、それは、「孤独」でした。370万年前、アウストラロピテクスの時代、「記憶」にも反応するようになりました。厳しい環境から生き残るために、恐怖の記憶が重要となったのです。扁桃体は記憶をつかさどる海馬とも強い結びつきを持ち、扁桃体が過活動すると海馬で強く記憶され、その恐怖の記憶を繰り返し思い出すと、うつ病に陥ります。さらに、進化の過程で人類はブローカ野（言語をつかさどる脳の部位）を手に入れました。「言葉」が分かるようになったことで、他人から聞いた言葉からも扁桃体が過活動するようになり、うつ病の原因を次々と抱え込んできたわけです。

うつ病の始まりは、メソポタミア文明のころだと考えられています。権力と富を持つ者と持たざる者、そこには明確な貧富の差があります。狩猟採集社会では平等に分けられていたものが、文明社会では平等ではなくなりストレスが多くなっていきました。次回、うつ病と現代社会の問題、それをどう乗り切るかを話したいと思います。

（2016年4月2日）

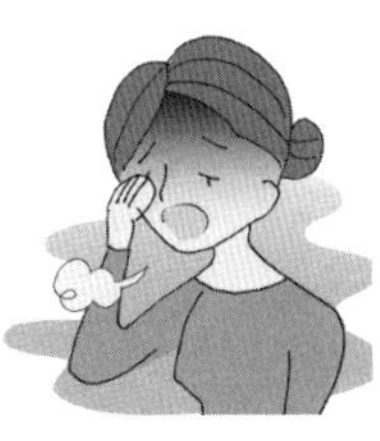

日本人はあれこれ考えすぎ！

瞬間を楽しみ、生きる

前回、脳内の扁桃体（へんとうたい＝こころのアンテナ）と海馬（かいば＝記憶の中枢）について説明しました。人類が生き残ることができたのは、危険な状況を扁桃体が察知し、それを記憶にとどめることができたからです。

しかし、生存できるための記憶の内容は、ほとんど不幸な出来事ばかり。楽しい記憶はすぐに消えてしまうことは皆さんが経験されているでしょう。海馬は辛い、危険な、不幸な出来事の記憶の倉庫になってしまい、食べたごちそうの記憶はすぐに消えますが、私は40年前のトラウマ（心的外傷）をいまだ鮮明に覚えています。

未来に手の届かないような高い理想を掲げて苦しんでいる人が多く相談に来ます。自分の背丈くらいの目標であれば、気楽なのに。では、どう生きればよいのか？　多くの相談の経験から得た結論は、「過去の不幸も考えず、未来のこともわからないし、その日、その瞬間に楽しみを見いだして生きる」ことです。つまり、「その日暮らし」的生き方が理想です。朝起きて、今日しなくてはならないことを具体的にイメージし、夜は何も考えずに安らかに眠る。この単純な繰り返しこそが幸せだと思います。

私たちカウンセラーの仕事は、海馬に充満した過去の辛い体験を少しでも言葉を介して表現し、負の遺産を減らしてあげているのかもしれません。カウンセリングの終わりに、相談者は「あー、話してすっきりしました」と語る人が多いように思います。心の記憶の倉庫（海馬）がいっぱいになっていたのでしょうねえ。

以前、フィリピンの留学生が「日本人は考えすぎ！　あれこれ、昔のことをくよくよ考えて」と語っていたことを思い出します。フィリピン人は、「その日よければそれでよし」という考えが根付いているので、気が楽でしょうね。

私たち日本人は、扁桃体と海馬の連携が強すぎて、世間体とか、他人の評価とか、過去のことを何度も繰り返して考える習慣があるようで、メンタルな病気が増えているのでしょう。皆さん、その瞬間を充実した時間にすることができれば、それが最大の幸せでしょう。

（２０１６年５月７日）

まずは「捨てる」こと

うつからの脱却法

うつ状態に陥った知人宅を訪問した。その居間には、無数の積み上げられた本で埋まっていた。「そうだ！」と思った。「捨てきれない」。本でも、プライドでも、あるものすべて、捨てることができないことが、うつの回復にとって災いしている。

大学の職場巡視（見回り）でもそうだった。部屋に入りきれない本を廊下に約100箱積み上げていた教授がいたことをふと思い出した。捨てることは難しいんだなあ、と気づいた。

誰しも過去に負の遺産（思い出）を背負って、現在を生きている。失った人、高すぎた理想、プライドなど、そう簡単に捨てることができない。しかし、それを一度捨ててしまえば、本当に楽になる。うつ病で長年苦しんでいた方が、1年以上一度も開いたことがない本、すべてを処分して、気分が楽になり、うつ病が寛解状態（生活に支障がなく、普段の生活が送れるレベルまでの回復）に至った例は結構多い。

　プライドや理想は捨てることが難しいが、目の前にある本や衣服、家具、陶器などはいつでも捨てることができる。捨ててしまうと、部屋は片付き、きれいになり、気分も楽になる。どうして、私たちは貧乏くさく、なんでもとっておくのだろうか？　ある教授がこう答えた。「その本は数年後に、もう一度読むかもしれないので、捨てられません。とっておかないと」。果たしてそうだろうか？　ある調査によれば、1年間一度も開かなかった本はもう二度と開くことはないらしい。

　私は思い切って、300冊の本をNPO法人犯罪被害者支援団体ボイスの「ホンデリング」に寄贈した。ボイスも家族も喜んだ。自分の気持ちもすっきりして、今までに経験したことがない爽快感を覚えた。

　おそらく数年後には、確実に私はただの老人になる。これまで築き上げたプライドも名誉も肩書もなく、誰も振り向かない人になる。そうなる前に、少しずつ自分にとって不用なものを捨てていく準備が人生の中で重要なのだろう。再び、ひどいうつを経験しないためにも。

（2016年11月19日）

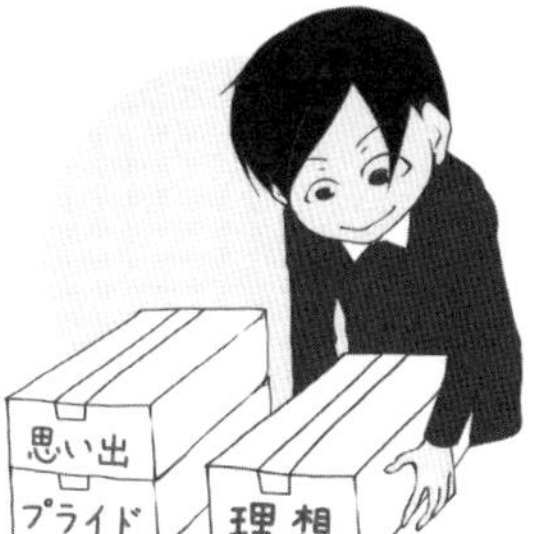

脳機能、一時的に低下

うつは「笑えない」病

健康な人は毎日、どこかで冗談をとばしながら、お互い笑っている。その笑顔が職場や家庭をなごやかな雰囲気にし、お互いの人間関係を円滑にしている。うつ状態、あるいはうつ病に陥っている方を早期に発見できるヒントをよく尋ねられる。その答えは比較的簡単で、「笑いたくても、笑えない」病気ですよと伝えると、皆さん納得される。いったん、うつに陥ると、感情をうまく表現することができなくなる。表情も硬くなり、冗談も通じない。脳機能が一時的に低下しているので、笑うという高次機能が円滑にできなくなる。つまり、笑える間はうつではないだろうと思われる。

電話相談あるいはカウンセリングを行っている最中に、突然相談者が大泣きされることも多々みられるが、そのとき私は「ほっ」とする。泣くことができた、感情を表現することができた、悲しい今の自分を表現できたと考えると、辛い感情を表現できたことはすばらしい。たとえ笑えなくても、泣くという感情表出ができたからである。

治療の過程で、治療効果があるかどうかの一つの指標として、冗談が通じるかどうかを見極めることが大切である。冗談が通じれば、もう半分以上は改善している。つまり、笑えるかどうかにかかる。最後に残る症状は、意欲と睡眠の問題となる。不眠は長期にわたることが多いが、薬によく反応し、社会適応に支障は生じない。意欲の改善は最後に残る症状で、これが改善しないと、朝方、出勤などの行動を開始することできず、復職が困難となる。

誰もが日ごろ、自然に笑っているが、それはすばらしい高度な脳機能である。笑えることはあらゆる脳神経の機能を使いながら、それらの機能が調和している状態である。したがって、うつ状態・うつ病が改善していくと、顔をみただけで改善の兆しを察知することは可能であり、特に、冗談が通じて、笑顔がみられると、脳機能はかなり改善しているサインである。

また、うつに陥らないためにも、普段から冗談をとばしながら、お互い笑える関係を維持していくことが大切だと思う。

（２０１６年12月24日）

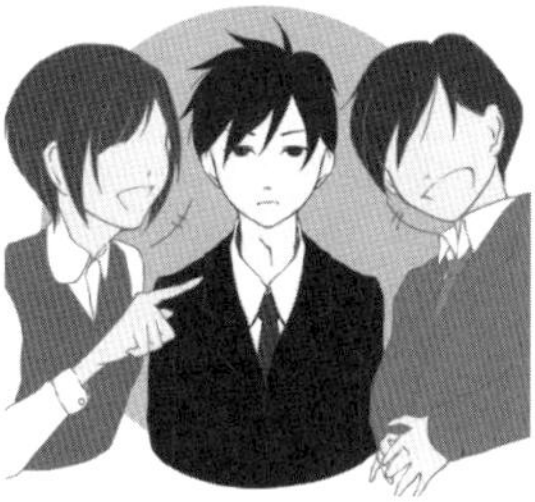

薬だけに頼らないで

うつ病の運動・食事療法

江戸時代にうつ病は知られていたのだろうか？ 江戸庶民は1日、平均で3万歩を歩いていたそうです。1歩平均50センチとして、1日に15キロを歩いていたことになります。明治期の会社員も同じように3万歩。これに比べると、現代人は1日5000歩から7500歩。病気予防を考えると、目安として、1日平均2000歩＝寝たきりの予防、同5000歩＝要介護、認知症、心疾患、脳卒中の予防、同8000歩＝動脈硬化、骨粗しょう症、高血圧症、糖尿病の予防につながるといわれています。1980年代後半からウォーキングが推奨されるようになった1つの理由は、ラットの実験で、運動しないと脳内のセロトニン分泌が促進されないという報告からで、運動不足や不規則な生活パターンがうつ病にかかりやすくなると報告されました。うつ病の患者さんに歩いてもらうことで、体力の向上とともに、ストレスの解消および十分な睡眠がとれるようになり、症状の改善が見込めます。

その一方で、食事は、江戸庶民は1日ご飯を平均5合も食べていました。現代人は、2合前後でしょうか？実は、脳を活性化する物質は、モノアミン（セロトニン、ノルアドレナリン、ドーパミン）で、この原料はすべてアミノ酸です。つまり、タンパク質をある程度摂取しないと元気になりません。植物性タンパク質（大豆性食品など）、動物性たんぱく質（魚や肉など）です。例えば、セロトニンの合成には、トリプトファン（アミノ酸）に補酵素（ビタミンB6）が必要です。私は、うつ状態の学生さんに、バナナにビタミンB6が多く含まれることから、朝食として、豆乳（タンパク質）バナナ（ビタミンB6）療法を推奨しています。

抗うつ薬療法に否定的ではありませんが、薬だけではなく、運動と食事療法、太陽光をしっかり浴びることが改善につながることを強調したいと思います。

（2018年7月28日）

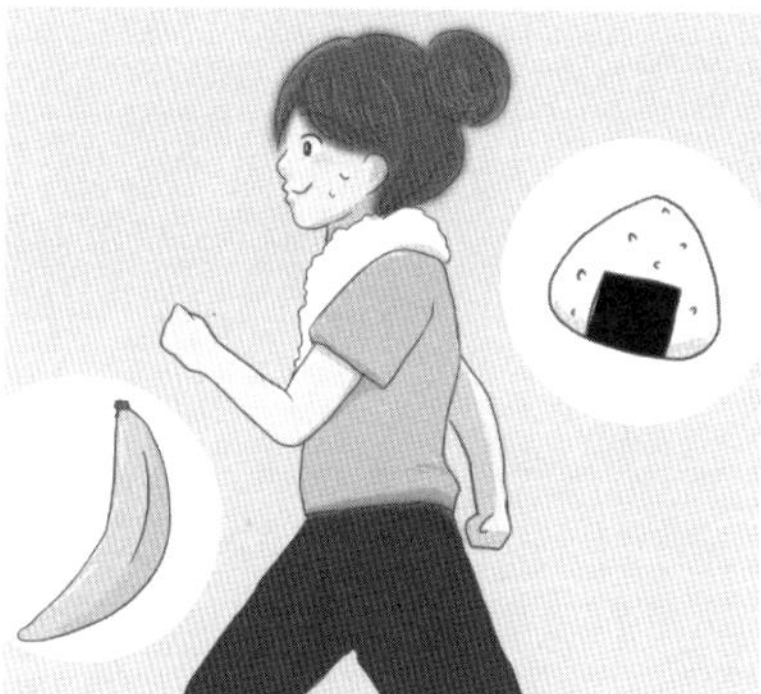

Chapter
4

がんになってからの学び

「医者の不養生」経験から進言

人間ドックで精査を

私は40歳過ぎまで、佐賀大学附属病院で、がん患者さんの心理的なサポートを専門とした診療や研究を行ってきた。サイコオンコロジストとは、総合病院で他科に入院されているがん患者さんの不安、不眠、抑うつ、せん妄（軽度の意識障害に精神運動興奮を伴う状態）などの問題に対応する精神科医のことで、この分野は精神腫瘍学ともいわれる。

私は健康には自信があった。過信していた。毎年職場の健康診断は受けていたが、54歳になって、原因不明の微熱と全身倦怠感《けんたいかん》に襲われた。内科医を受診し、当初、「かぜ」の疑いと診断され、解熱剤と抗生物質が投与された。3週間をたっても、朝は平熱であるが、夕方に37・1度前後に上昇するため、ひどく不安になってきた。4週目に入った午後3時頃、当日の仕事が終了し、あまりにもひどい倦怠感《けんたいかん》があったため、再度、内科を受診した。いつもの処方を頂くことになったが、「何か検査でもお願いできないか？」と失礼ではあるが、先生へ伝えた。「では、エコー検査をしてみよう」と案内され、エコー検査の終わり頃、後ろ向きになった瞬間、「ごめん!すぐに入院せんといかん!」と大きな声が響いた。左腎臓に約10センチの腫瘍がみられ、緊急な手術が必要とされる状態であった。2日後に医学部附属病院泌尿器科に受診し、すぐに入院。入院2日後、8時間にわたる左腎摘出術を受けた。生まれて初めての入院体験だった。

「医者の不養生」「灯台もと暗し」「うぬぼれ」などともいわれるが、医療者は他人の健康にはよく気づき、アドバイスを行うが、自分の健康には目が向かない傾向がある。私はその問題に、神様が警告を与えたのだろうか? ともあれ、読者の皆さま、50歳になる前に1度は人間ドックを受け、全身を精査された方がよいと思う。私は保健管理センターに産業医としても勤務しながら、教職員の方々の健康管理の仕事にも従事しているが、どうも健康に対して過信、うぬぼれていたようです。（2012年9月15日）

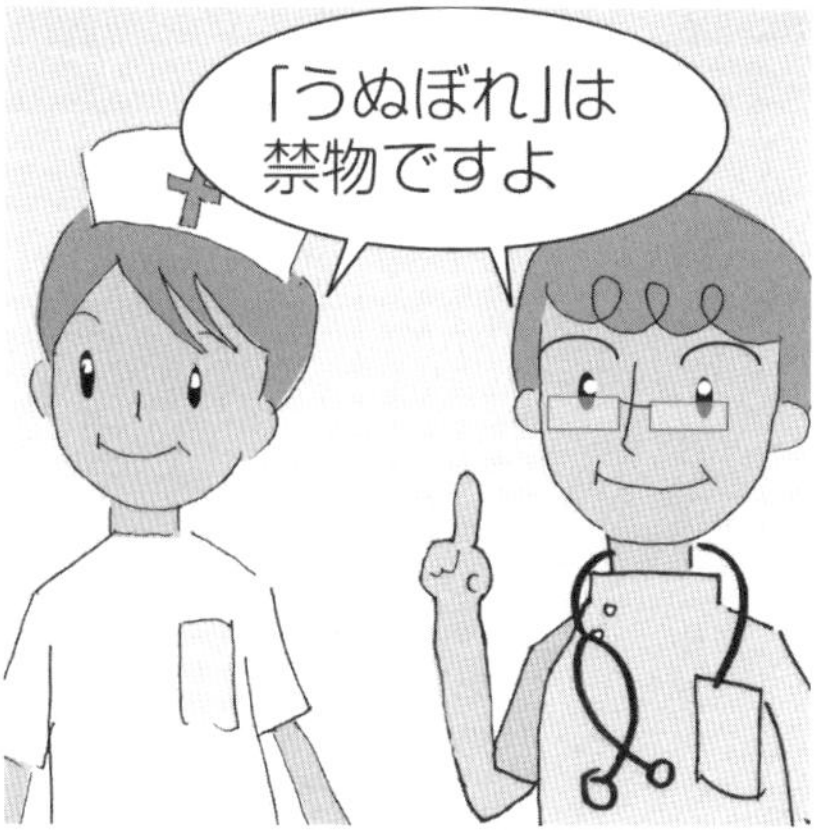

歩くことが最大の備え

筋肉量とがんの予後

毎朝読む新聞で、最初に開くページは「おくやみ」。自分の知人や患者さんが載っていないか確認します。年齢を見て、自分より若くして天命を終えられた方に合掌します。

私は5年半前にがんになりました。現在は日本人の2人に1人ががんになり、うち3人に1人が死亡する時代です。自分の死と向き合う中、再発をどう防ぐか真剣に考えました。

まずは食事や睡眠に気を付け、生活リズムを改善しました。ただ、入院生活により筋肉量は急激に低下しました（体重は64キロから55キロへ）。転倒・骨折の原因になることはもちろんですが、その状態でがん治療を受けると死亡率が上がることが近年の研究で分かってきました。

筋肉量の低下は、「サルコペニア」と呼ばれています。1989年にローゼンベルグによって提唱されました。海外の大規模な研究では、サルコペニアの患者さんは、重症の術後合併症が発生するリスクが3倍も高いことが分かっています。

手術を受け、身体に強いストレスを受けた患者さんは、1週間程度は食事ではなく、骨格筋を分解してエネルギーを得ようとします。このとき、タンパク質の塊である筋肉が一定量なければ、ストレスをはね返すためのエネルギーが足りず、代謝やホルモンのバランスが乱れます。最終的に体調がすぐれなくなるのです。

最近、「日刊ゲンダイ」にも「筋力低下でがん死亡率上昇『サルコペニア』をどう避ける」という記事が掲載されました。がんに備えて健康なうちからやっておくべきことは、「筋肉量の維持」。予後を良くするためにも、筋力が落ちないように、歩くことが大切です。私も毎朝ウオーキングを続けています。

（2017年5月6日）

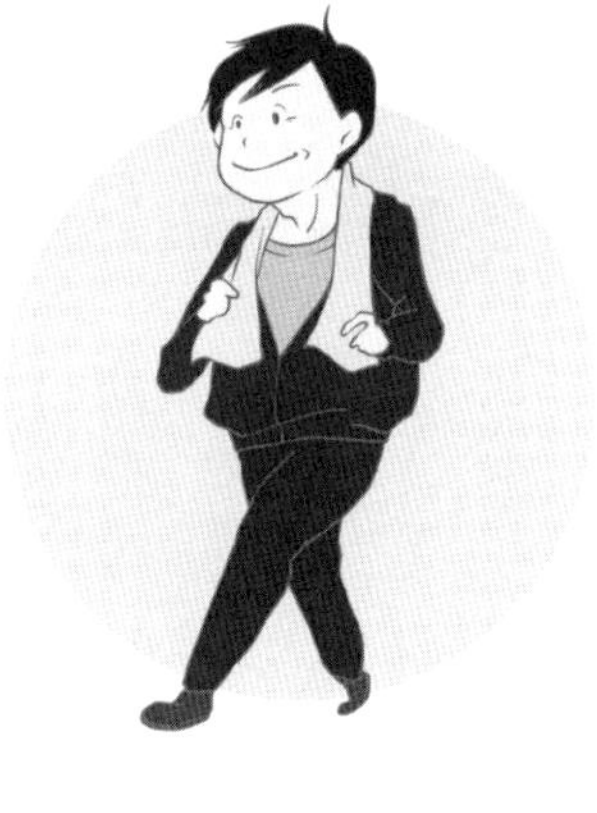

がんとストレスの関連

リスク高い35～55歳男性

増え続けるがん患者。最近、ストレスとの関連が指摘されています。特に、心理的な要因が最も大きいのは35～55歳の年齢層です。２０１８年1月20日、国立がん研究センターの研究班が「自覚的ストレスが高いと全てのがんで罹患リスクが高くなり、その関連性は男性で強くみられる」ことが証明されました。特に、長期間にわたるストレスがあると、がんにつながる可能性が示唆されます。容易に職場を変更することが困難な日本の現状を鑑みると、長期・慢性ストレスを避けることは難しいかもしれません。

ある患者（H氏）の例を取り上げてみましょう。職場内の選挙を背景に、誰に投票すべきかなどの葛藤が生じたH氏は、応援活動を始めたその数カ月前頃から、微熱、不眠、不安、体重減少などの症状に悩みました。長引く風邪様症状。放置していましたが、やっと2年後に内科受診。検血では、軽度の貧血があったものの目立った異常はなかったのですが、腹部エコー検査を行った結果、左側腹部に腎臓が2個映し出されました。1個は8センチもする大きな腫瘤。すぐに附属病院に紹介され、全ての検査が済んだ翌日、8時間以上にわたる緊急手術を受けました。平成23年10月の出来事だったと思います（当時53歳、現在60歳）。左腎臓がんでした。転移の可能性も高く、3カ月に1回の造影CT検査が数年間続きました。数年間のうつ状態を経験し、6年後再び選挙の時期が来ました。この時は、静かに結果を見守ったようです。

H氏は、幸いにも、命をとりとめることができました。一般にストレスとがんの因果関係を結びつけることは非常に難しいと思われますが、自覚的にストレスが大きいと思われる方は、是非、一度、全身の身体検査を受けられることをお勧めします。がんの早期発見につながれば幸いだと思います。

（2018年5月26日）

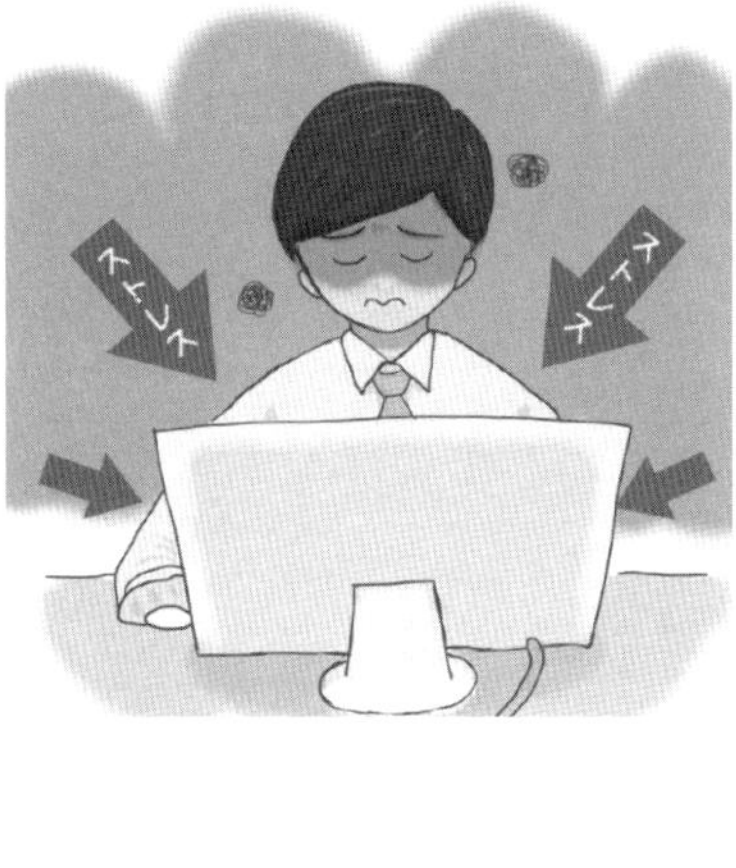

Chapter
5

医療者としての学び

介護疲労

介護保険制度スタート

重い病気や、物忘れがひどいお年寄りを抱え、介護の家族の方が体の異常を訴えるケースが増えている。先日、突然声が出なくなったという女性を、しかも立て続けに2人も診察した。

一人は夫の両親と同居、義母は寝たきり、義父も病弱で、本人まで心筋梗塞《こうそく》を患っている。家族に気持ちをうまく伝えられなくなり、次第に声をなくし、診察も筆談というありさまだった。

もう一人の女性は、義父が脳梗塞と糖尿病を併発、毎日の介護に大変な日々を送っているが、歩行も困難な義父が介護を拒絶。女性は次第に肩や首に痛みを覚えるようになり、自らの体力に自信喪失。さらには義父のかたくなな態度がつらく、気持ちをうまく伝えられないことで、自己嫌悪に陥っている。

今春から介護保険制度がスタートするが、介護による疲労と精神的負担から、こうした深刻な事態が既に起きている。ただ、このような身体症状として表現される場合はまだ本人自身の悩みの範囲にあるが、問題がさらに進むと「行動」へ発展することもある。

ある女性は、物忘れのひどい義母と突然同居することになった結果、頭痛や原因不明の微熱が続くようになり、内科から精神科へ回ってきた。女性は、当初から同居は困難と思っていたが、仕事に忙しい夫はその悩みをなかなか理解してくれない。そのうち女性は夜間にふらふらと家を出るようになり、次第に帰りも遅くなって、ついには自家用車の中で一晩を過ごすなど、問題行動がエスカレートしていった。

結局、家族全体がうまく機能しなくなり、義母は息子夫婦と別れ、今は老人保健施設で生活している。夫は妻との生活をとるか、母親との生活をとるのか、決断を迫られている。

介護は、家族に頼るのが理想的だが、こうした現実を目の当たりにすると、あらためてその難しさを痛感する。

（2000年1月20日）

モラル・ハラスメントとは?

日頃の会話が大切

ハラスメントは「嫌がらせ」を意味しますが、「モラル・ハラスメント（モラハラ）」は、ご存じですか?。

モラハラは2006年、フランスの精神科医、マリー＝フランス・イルゴイエンヌが提唱しました。その意味は、言葉や態度による精神的な嫌がらせです。ナルシスト（自己愛が強い人、つまり自分が何でも一番だと思い込んでいる）傾向のある人が、「ゆがんだ自己愛を充足させようと、家族や同僚および学生などをおとしめ、非難する行動を繰り返し、相手の心を支配しようとする行為」をいいます。一種の精神的な虐待ともいえるでしょう。身体的な暴力のような証拠がなく、外からは理解しにくいため、単なる亭主関白、カカア天下、先生、教授などのように立派にみえることもあります。加害者は周囲には一見、評判のよい人のようにみえるので、他人に相談しても、「非難される被害者にも落ち度がある」といわれることもあります。

言葉や態度で繰り返しいわれる「お前はダメだ、ここが悪い」というメッセージは、被害者の心に深いダメージを与えて、自尊心をひどく傷つけます。そして、加害者の思う通りにしないといけないと思い込み、心を束縛され、時にはうつ状態やＰＴＳＤ（心的外傷後ストレス障害）を引き起こすこともあります。

何より深刻な問題は、被害者自身がその異常な言動や行動を受けているにもかかわらず、精神的な虐待を受けていると認識できなくなることです。加害者は、「相手のことを思って注意している」とか「自分が正しい」と信じこみ、「こうなったのは相手が悪い」と思い込んでいます。さらに深刻なことは、「口うるさい」レベルなのか、「人格的に問題があるのか」線引きが難しいところにあります。

このモラハラに至らないようにするには、日頃からの会話が大切です。豊かな会話は夫婦関係や職場の人間関係および教育現場においても、ハラスメントなどの深刻な事態を予防します。

（２０１４年２月１日）

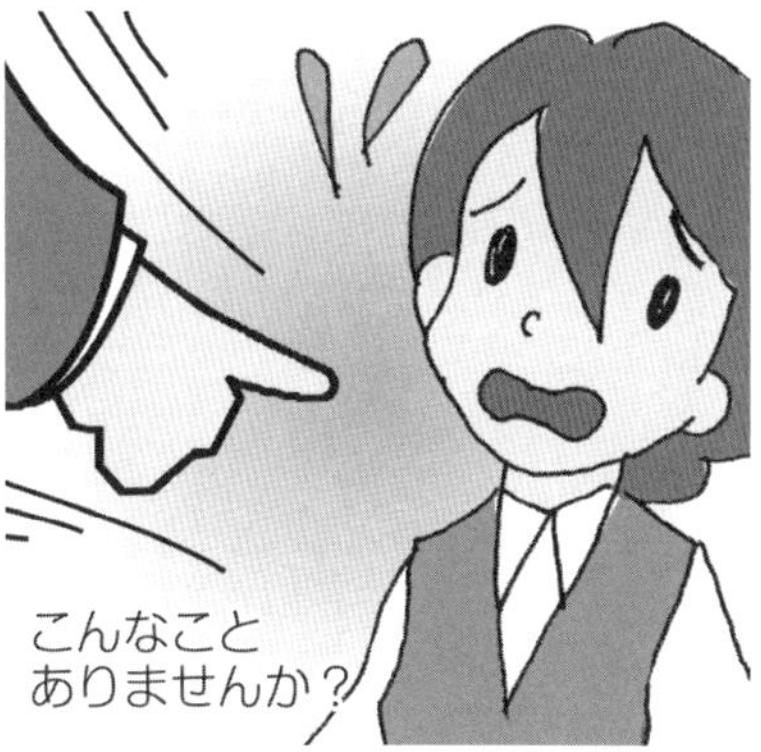

守秘義務が連携阻む

産業医のジレンマ

皆さま、産業医とはどういう仕事かご存じでしょうか? 事業者(会社経営者)は、労働者の健康管理のために、産業医を置いています。産業医には多くの仕事(役割)がありますが、例えば、健康診断の実施およびその結果に基づく労働者の健康を保持するための措置を講じます。

次に、厚生労働省令で定める要件に該当する者(月100時間超の残業により疲労の蓄積が認められる労働者)に対し、面接指導およびその結果に基づく必要な措置を実施します。心理的な負担の程度を把握するための検査(ストレスチェック)や面接指導の実施、その結果に基づく労働者の健康を保持するための対応が義務づけられました(平成27年12月から施行)。悩みを抱える方に、産業医は面接指導の申し出を行うよう勧奨する場合もあります。

さらには、作業環境の維持管理と改善として、少なくとも毎月1回の作業場等巡視(職場の見回り)を行い、作業方法または衛生状態に有害のおそれがあるときは、直ちに、労働者の健康障害を防止するため必要な措置を取ります。労働安全衛生委員会を毎月実施し、健康教育や健康相談も行います。そのほか、労働者の健康の保持増進を図るための対応。事業者に対し、労働者の健康管理などについて必要な勧告をすることもできますし、事業者が勧告を受けたときは、これを尊重しなければなりません。

最近、産業医として悩むことがあります。メンタル疾患をもっている方を精神科医に紹介する際、現在どのような治療を受け、どのような状態にあるかを把握できない場合があります。病院に連絡すると、「守秘義務で患者さんのことは一切教えられません」と断られたこともあり、産業医が患者さんの正確な情報を知ることができないわけです。

特に、自殺の危険性が高い場合、産業医と一般医および精神科医と円滑なコミュニケーションが自殺予防につながる可能性は高く（例えば、休職を勧めるなど）、危機管理を考える上で、より重要な課題になります。これからは医療者間の連携が大切です。

（2016年9月17日）

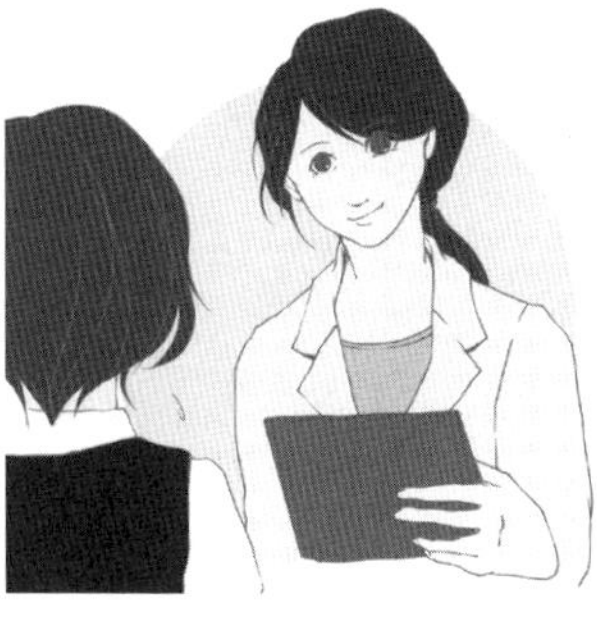

健康で文化的生き方を

あまりに違う日欧仕事観

「プレミアムフライデー」は政府が経団連などと連携し検討されたもので、月末の金曜日に早めに仕事を切り上げ、夕方から買い物や飲食、旅行などを楽しんでもらうという消費喚起策。デパートなどでセールが実施され、特別な商品やサービスの提供が24日から始まった。

ところで、ヨーロッパでは年間休日150日以上、1カ月の夏休みは常識。私もニュージーランドに3カ月滞在した際、教授が「今から1カ月間、フランスで過ごすから」と夏季休暇をとっていた。それを目の前にしたとき、何か怒りを感じたことを覚えている。

日本人のこころには、働くこと、苦労することに価値があって、楽しんだり休んだりするのは、いけないことという考えが根底にあると思う。広告最大手の電通で新入女性社員が過労自殺した。社員の残業時間は、記録上は月100時間を超えていた。入退館記録などをもとにした遺族側の代理人弁護士による集計では、130時間に達したこともあったという。深夜残業はもとより、翌日朝まで続く勤務や休日出勤も当たり前のように行われていたことは、容易に想像できる。またこの社員は上司からパワハラも受けていたらしく、それがさらにプレッシャーになっていたようだ。

ヨーロッパ人は約70％有給休暇を使うが、ランキングでは日本は最下位（33％）となっていた。ヨーロッパ人は仕事が生活＝人生に含まれないと考えているようだ。ヨーロッパ人にとっての休暇とは、仕事で時間に追われる日常から解放され、人間本来の生活、あるべき人生の姿を取り戻すためのもの。このバカンスに求めるものといえば、太陽。特に、夏でも肌寒い都心に住む欧州人は南の太陽を拝むために行く人が多いようだ。家族や恋人、友人と日常では味わえない「ゆったりとした時間」を過ごすという。私たち日本人も、健康的で文化的な生き方を再考することが大切。しかし、私はもうすぐ還暦。遅すぎたようである。

（2017年2月25日）

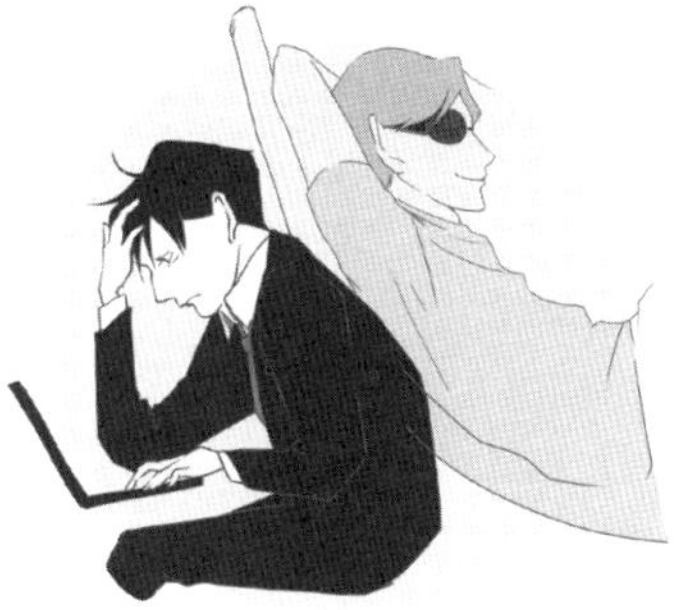

精神医療は語り合いが大切

表面的な知識は混乱を助長

最先端医療が進歩する中、精神医療の領域では、どの治療法が良いか判断する確たる証拠がなく、残念ながら仮説レベルで判断せざるを得ないのが現状です。そもそも、精神医療は、対話の中で悩める人の洞察や気付きを深めることを目的としています。ネットでは大まかな情報を得られますが、悩める人にとっては混乱を助長させることもあります。健康な人であれば、客観的にネットから知識を得て情報を取捨選択すればいいのですが、医療現場が分からないために、経験を伴わない表面的な知識しか得られません。そのような知識は偏見につながりやすい欠点もあります。

患者さんやその家族にとって、精神疾患の存在はとてつもなく深刻な問題です。日々、原因不明の病いと戦い、藁《わら》にもすがる思いで、改善のための情報を探し求め、医療機関を転々とされる患者さんも多くいらっしゃいます。でも情報に翻弄《ほんろう》されるよりも、今、目の前にいる医師を信頼することが一番の安堵《あんど》につながるのではないでしょうか。

確たる治療法が確立されておらず、いつまで治療を受け続けなければならないのか分からず、終わりの見えない精神疾患。このジレンマで患者さんは、医療不信に陥りやすくなります。もともと、人から裏切られたり、人が信じられなくなったことを契機に病気に陥った患者さんも多いからです。

そこで大切なことは、「信頼できる医師」に出会うこと。つまり、医師と患者の関係において、長い年月をかけて、人を信じられる感覚を取り戻せるかにかかってきます。

ネットの情報は一見正しい情報であるかのような錯覚に陥りますが、人の行動を促すほどの力はありません。精神医療の現場では、「語り合う」作業の中で、人が本来持っている力に気付き、解決すべき答えを見つけ出すことが大切です。それが正しい方向へ進む意欲を引き出すことにつながると信じて、私は診療に臨んでいます。

（2017年10月21日）

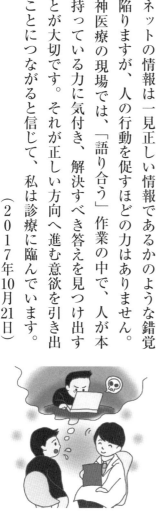

障害を受け入れる社会の平等と権利

配慮の時代へ

近年、日本では教育界や産業界で「配慮」を要請する法的整備が整えられてきました。

例えば、労働関係における「安全配慮義務」については、2008年に労働契約法において、労働契約上の付随的義務として、当然使用者が義務を負うことが明示されました。具体的には、通常、従業員の働く場所を指定したり、仕事上使用する設備や器具を用意したりするのは従業員側ではなく、会社側。そのため、職場における従業員の安全と健康を守るのは、従業員の自己責任ではなく、会社側がその義務を負うことになります。

つまり、就業時間内での事故は、すべて会社側の責任が問われるわけで、それを未然に防ぐには、労働安全衛生法に基づく巡視（労働環境の安全性を確認する）および健康診断を受ける義務、適正な労働時間（過重労働を未然に防ぐ）が義務付けられています。また、通常の通勤上の交通事故も含まれます。

一方、学校では、2016年4月施行の「障害者差別解消法」により、一人一人の困り事に合わせた「合理的配慮」の提供が行政・事業者に義務化されました（国立大学では義務）。特に、発達障害（例えば、自閉症スペクトラム障害、学習障害、注意欠陥障害、注意欠陥多動性障害など）を持つ学生さんにはあらかじめ診断書を提出し、本人および家族が学校に要請すれば、一人一人の障害のレベルに応じて、学校がその困難・困り感を克服できるように配慮する何らかの対応を要求することができます。

その配慮に関し、佐賀大学本庄キャンパスでは、教職員に産業医2人、学生には集中支援部門（2人の臨床心理士と事務）が勤務し、さまざまな要求に応じた対応を行っています。この法律が制定される前までは、障害を持っていても自己責任という古い考え方が一般的だったのでしょう。今は社会が進化しています。お互いに配慮しながら、可能な限りの自己実現を目指して前進しているのです。

（2018年3月31日）

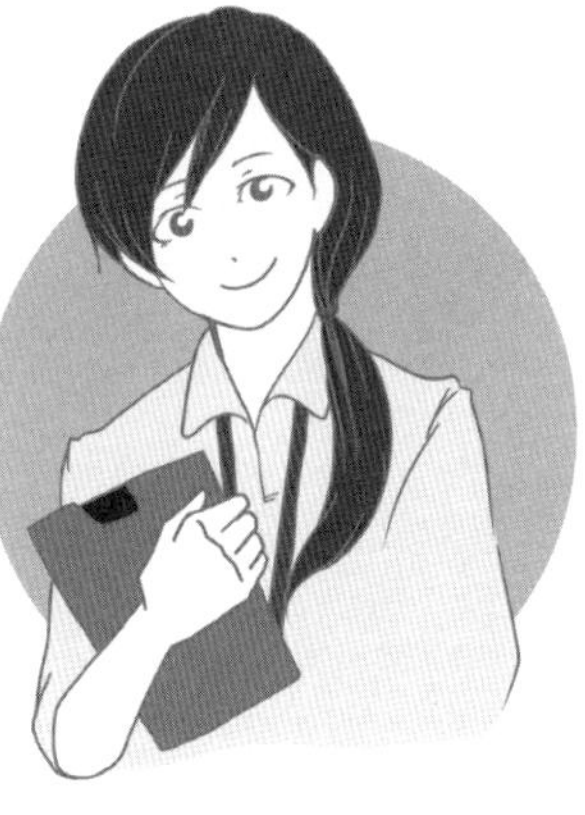

Chapter

6

現実社会からの学び

ドクター・ショッピング

信頼関係築く姿勢を

医師との信頼関係を築けず、患者さんが別の病院に変わる「セカンド・オピニオン」や、病院を転々とする「ドクター・ショッピング」が増えている。明らかな病変は認められないが、自覚的症状が存在する「不定愁訴」や「自律神経失調症」、「更年期障害」などにこの傾向が顕著だ。

共通する症状は頭痛や肩凝り、口腔《こうくう》内の違和感、倦怠感や疲労感、腰痛、しびれ、微熱など数え挙げればきりがない。症状も日により、天気によってくるくる変わる。訴え方があいまいだったり、大げさだったりもする。

これらが発症する要因としては「家族構造の変化」が最も大きいと、最近の報告は指摘する。具体的には、子どもの独立による夫婦2人だけの暮らし、両親との同居によるきしみ、高齢化に伴う介護からくる心身の疲労などだ。

厄介なのは、症状の本質的な改善が難しく時間がかかるため、医師と患者の治療関係が次第にうまくいかなくなる点。医師は治療に挫折、患者は不平不満を募らせていくという悪循環に陥る。

また背景には、患者側の中途半端な医学知識、医療費の負担増加や医師の金もうけ主義への不満不信、さらには医師の多忙さからくる患者さんへの説明不足、逆に医師数の増加、増え続ける医療ミスなどさまざまな問題がある。これらを一度に解決するのは容易ではない。

ただこうした状況だからこそ最も大事で、すぐにも実行すべきは、患者さんに信頼感を与える医師側の姿勢。「病気はすぐには治らないが、私を信じて受診して」という言葉を胸を張って言うことにつきると思う。（1999年10月21日）

コンピューター・ゲームの弊害

一人遊びで熱中

最近、夫婦間や親子間、あるいは友人間で、相手の気持ちを察することができないため、いじめやハラスメント、さらにはドメスティック・バイオレンス（DV）の相談が増加傾向にある。プレマックらによる「心の理論」によれば、相手の気持ちを察する能力は、4～5歳頃に習得されるといわれている。つまり、空気を読む能力は、幼い頃から知らない間に身についているのだ。

現在、子供たちがどのような遊びをしているのだろうか？1978年に広く普及したのが、スペースインベーダーゲーム。私が高校生の頃、あちこちの喫茶店にインベーダー・ゲームの機器が備えられており、一世を風靡《ふうび》した。このようなゲームの流行によって、人間が本来持っている破壊願望が助長され、さらには「一人遊び」が可能となった。米国の学者によれば、コンピューター・ゲームに熱中することで、人間が本来有している破壊願望が露呈されるという。

その後、ゲーム依存と発達障害の関係を証明した報告が、英国心理学会で

2009年に発表された。そのタイトルは、「Computer game addicts like people with Aspergers」である。つまり、ゲーム中毒の傾向が強い人ほど、通常アスペルガー症候群の特徴とされる3つの性格特性、神経症的傾向・同調性の欠如・内向性を示す確率が高かった。つまり、コンピューター・ゲームばかりしている人は、1つのことにとらわれやすく、内向的で、人付き合いが苦手な傾向があると立証されたわけである。

最近の子供たちの遊び方を見て、多少不安になる。人間関係の基本を学ぶ児童期に、集団ではなくて、一人遊びでコンピューター・ゲームに熱中している子供たち。将来、どのような大人に成長していくのか？現在、原因がわからない突然生じる殺人事件などを垣間見ると、コンピューター・ゲームの弊害を考えざるを得ない。一方、ゲームさせておけばよいと放置している大人の問題もある。親子間の葛藤が生じるのが反抗期であり、その時期が重要な成長のステップであるにも関わらず、ゲームに翻弄《ほんろう》させてよいものだろうか？

（2012年10月20日）

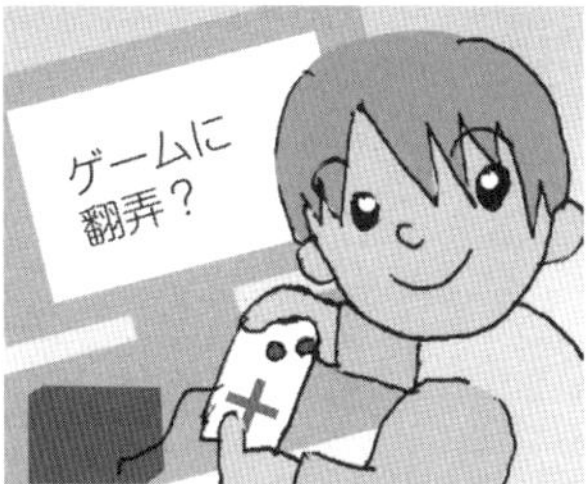

アノミー現象と大震災の関係

助け合いの精神生まれる

「共通の価値観の喪失＝アノミー状態」。かつての日本は、庶民には村落や地域の所属共同体があり、みんな、人と人とのつながりが強かったように思える。アノミー状態とは、エミール・デュルケームが自殺研究で提唱した概念で、社会的規則・規制がない（もしくは少ない）状態において起こる自殺の形態を意味している。ネット社会の現代、情報が氾濫し、集団・社会の規範が緩み、より多くの自由が獲得された結果、膨れ上がる自分の欲望を果てしなく追求し続け、実現できないことに幻滅し、虚無感を抱き自殺へ至るものである。

ところで、平成10年から自殺者が3万人を超え14年連続した。今年1～6月の全国の自殺者は1万4154人となり、前年同期比で11・7％減少したことが、7月9日現在の警察庁の統計（速報値）で分かった。月別統計の公表を開始した20年以降、1万5000人を下回るのは初めて。このままの傾向が続けば15年ぶりに3万人を下回る可能性が出てきた。

統計によれば、性別では男性が９９２０人、女性が４２３４人。今年に入り、１月１・２％減、２月０・１％増、３月４・１％増と大きな変化はなかったが、以降は４月11％減、５月27・１％減、６月24・２％減と減少傾向となっている。「経済・生活問題」のうち、「就職失敗」を原因に含むとされた自殺者がやや減少傾向となる一方、「負債」関連の３項目については、多重債務１３０６人（前年比19・９％減）▽連帯保証債務47人（同34・７％減）▽その他１２８７人（同17・４％減）、いずれも前年から大きく減少した。昨年６月に、貸金業者からの借入残高を年収の３分の１までに制限する「総量規制」を盛り込んだ改正貸金業法が完全施行されたことの反映とみられている。「事業不振」や「失業」も前年を下回り、「経済・生活問題」関連全体では、計７４３８人で前年より11・２％減となった。

この現象は、経済・生活問題だけの問題だろうか？私の仮説では、予想もしなかった最大の不幸な出来事である東日本大震災によって、日本人同志の人間関係が以前に比して、より強まり、助け合いの精神が生まれ、アノミー現象が改善されつつあるのではないかと思われる。（２０１２年11月17日）

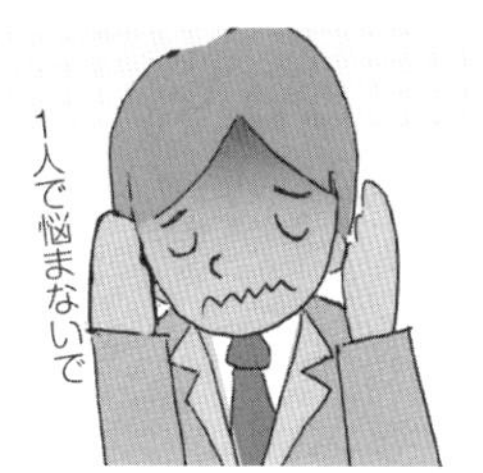

こころの整理も大切！

辛い体験を語る

今年も幸せなことも辛い経験もあった1年となったのではないでしょうか。新年を迎えるに際して、大掃除も大切ですが、過去のことは過去の出来事として、忘れることも大切ですよ。人は一般に楽しい思い出はすぐに忘れますが、辛い体験は永遠に残ることが多いようです。だから、例えば、先祖のお墓の供養に行く目的で、家族みんなが集まって、いろんなことを語り合っているうちに、こころも整理されていきます。

しかし、それぞれの命運が分かれる年末は、幸福と不幸も倍増します。もし、不幸にも、メンタルな問題で解決がつかなかったり、急にこころの状態が悪化した場合、どうすればよいのか？　佐賀県には、その援助システムがあります。

休日等に緊急な医療を必要とする精神障害者等の方々に対し、適切な医療の確保・保護を図るため、県精神保健福祉センターに精神科救急医療システムが設置されています。名称は「精神科救急休日電話相談」。日曜・祝日の午前9時から午後5時まで、「0952(73)5599」にお電話ください。専門のスタッフが救急相談に対応し、必要に応じて、当番病院等の紹介をします。

また、誰かに自分の悩みを聞いてもらいたい方は、「佐賀いのちの電話」にご相談ください。「0952(34)4343」に電話されれば、24時間体制で専門の相談員につながります。経済的に電話代の問題でお困りの方は、「0120(400)337(佐賀県の方)」に電話されれば、午前1時から午前7時まで、相談の電話に応じてもらうことができます。

いろんな援助の体制が確立されているのですが、あまり知られていないかもしれません。本当に困ったときは、「自分さえいなければ」などと考えずに、誰かに援助を求めることが大切です。誰かに聞いてもらえるだけで、こころの掃除になりますよ。悩んでいる人は自分が周囲に迷惑をかけていると思いがちです。相談者も困っている人の役に立ちたいと電話を待っていますので、気軽に利用されることが大切です。

(2012年12月29日)

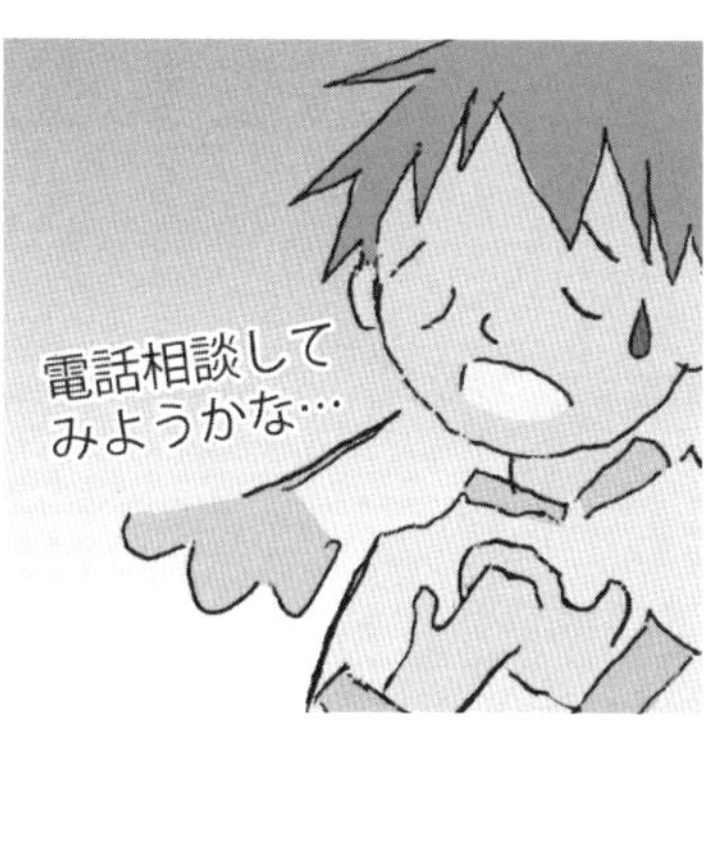

心の健康、職場で心配り

ブラック企業とブラック・アルバイト

先日、大学を卒業して就職したにも関わらず、就職先から「会社を辞めたい。給料が支払われなかった」という内容の電話相談がありました。一方では、アルバイトをしている大学生から、当初の契約とは異なり、勤務条件が2日間から4日間に変更され、「アルバイトを辞めたい。辞めるための証明書を書いてください」という心理相談が増えています。

前者は、ブラック企業、後者はブラック・アルバイトとでも言えましょうか？そもそも、ブラック企業とは、「新興産業において、若者を大量に採用し、過重労働・違法労働によって使いつぶし、次々と離職に追い込む成長大企業」のことを指します。強烈なプレッシャーとストレスが掛かり続ける結果、会社組織末端の従業員や下級管理職がうつ病やＰＴＳＤ（心的外傷後ストレス障害）などを発症して、次々と倒れてゆく。最悪の場合、自殺者が発生することもあります。このような企業は、労働安全衛生法に掲げられている「安全配慮義務違反」に該当します。

過重労働の問題が問われるようになった最初の事件は電通事件でしょうか。平成12年3月24日、最高裁は、大手広告代理店に勤務していた労働者（大学卒の新入社員）が長時間に及ぶ時間外労働を恒常的に行っていて、うつ病に罹患《りかん》し、入社約1年5カ月後に自殺した事件を企業の責任として認定しました。この事件以来、企業の責任として、勤務者が安全で健康に働くことができる環境を整えることが義務づけられました。

電通事件から12年が過ぎました。今、労働者の職場環境はいかがでしょうか？社会が忙しすぎるのか？朝のあいさつ「おはようございます」とお互いに声をかけながら、同僚の健康にも心配りができているでしょうか？

職場におけるメンタルヘルスで注目されている「ラインによるケア」。ラインとは「管理・監督者」ですが、いわゆる上司が職場環境の改善を行ったり、部下に対する相談を受けたり、こころの健康問題を持つ部下への支援を行うことなどを意味します。どんな職場もそうあってほしいですね。

（2014年3月15日）

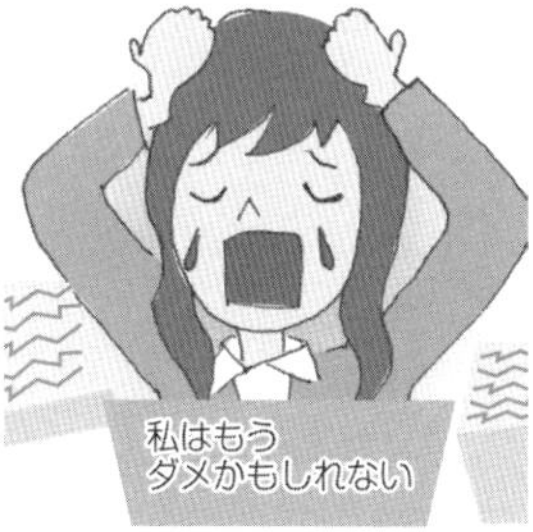

セックスレス傾向の要因？
寝室でスマホやタブレット

イギリスの最近の研究（2013年11月）によると、10年に1度発表される国勢調査の結果（2010～12年）では、男性のセックス回数は月4・9回、女性は月4・8回だったという。対象はいずれも16～44歳。1990年と2000年に行われた過去2回の結果はいずれも男女ともに6回以上だった。このセックスレスの問題が、世界的医学誌「ランセット」に掲載されました。

この数値が減少した主な原因は、現代のライフスタイルそのものにあるようだとコメントされました。仕事がないというストレス、婚姻率や男女の同居率の低下が性行為に至る機会の全般的な減少につながっていると。しかし、性的行為の相対的な欠如をもたらしている潜在的な原因として、別のライフスタイルの問題が指摘されました。

「こうした傾向の背景に現代のテクノロジーがあると考えている。人々はタブレットやスマートフォンを寝室に持ち込み、ツイッターやフェイスブックを使ったり、電子メールに返信したりしている」とロンドン大学ユニバーシティカレッジのキャス・マーサー博士はＢＢＣ（英国テレビ放送）に語ったといわれています。

日本の最近の調査では、セックスの回数が「この1年まったくない〜年数回程度」と回答したカップルは世代ごとに、20代で11％、30代で26％、40代で36％、50代で46％との報告があります。多くのカップルがデートで、携帯やスマホをいじって会話をしない悲しい風景を見かけます。もしベッドルームに携帯電話やタブレットを持ち込んでツイッターやフェイスブックをしているなら今すぐやめるべきだし、家で一緒にいるときは携帯やスマホを放り出すことが大切であると思います。

情報化がセックスレスに関連があるならば、今後ますますセックスレスとなり、少子化問題がより深刻化するでしょう。もっと、人間らしく生きていくことが重要だと思います。

（２０１４年11月８日）

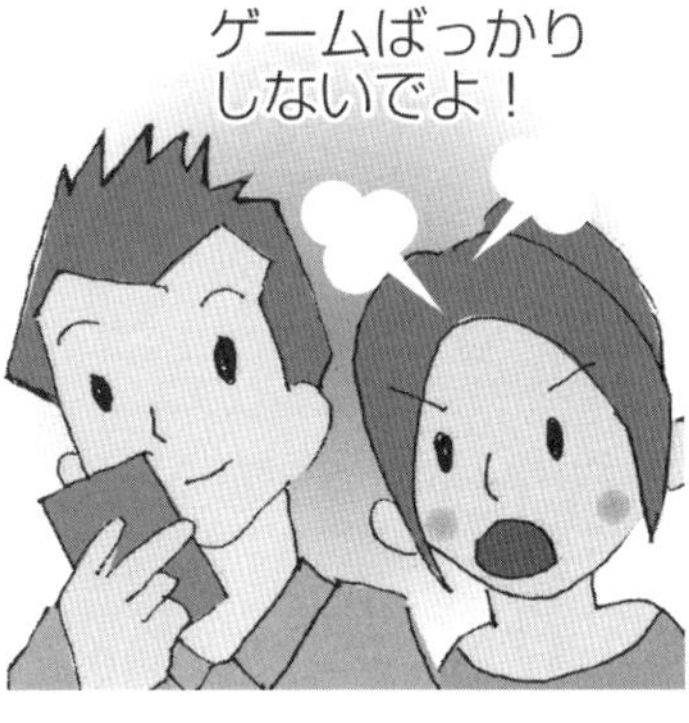

「買い物依存症」に注意を

ネットオークション

ヤフーや楽天などのネットオークションにはまる人が増えています。メジャーからマニアックなものまで何でも取り扱っており、非常に便利な買い物の手段です。また、ネットオークションでしか手に入らないものも多く、ブランド品が半額以下、「70％ＯＦＦ」など、魅力のある商品が多々あります。私も病気が深刻な時、尺八のオークションにはまったことがあります。

数年前からオークションを頻繁に利用するようになった主婦は、はじめはＣＤや漫画、服などをたまに落札する程度でしたが、だんだん利用頻度が高くなりました。今では、家にいる時はずっとパソコンの前でオークションをチェックしているような状態に陥ったという相談がありました。オークションを用いた「買い物依存症」とも言えるでしょう。

オークション依存症の特徴は、（1）オークションでめぼしいものがあると「早く落札しないと損だわ」という衝動に駆られる（2）それほど必要でない品物でもつい落札してしまう（3）人気のオークションで競りになっても無意識に落札している（4）ほとんど外で買い物をしなくなる（5）1人で家にいると気がつけばオークションをやっている、などがあげられます。

確かに、大型量販店よりもオークションの方が安いものが多く、家に送られてくるのを待つだけでいいのですが、オークション依存症が悪化すると、外での買い物を面倒に感じるようになり、食べ物や飲み物までもオークションでそろえるようになっていきます。

また、オークション依存の最大の問題点は、金銭の浪費だけでなく、夫婦間の会話が徐々に少なくなっていくことです。同じような品物をいくつも買い込んで、落札したことに満足する自分に気づかなくなり、夫婦関係までもなくなってしまいます。

その治療は、夫婦間でオークション依存症の問題を真剣に語りあうことだと思います。対話の中で、自然と依存に陥っていることに気づいていくでしょう。

（2016年2月27日）

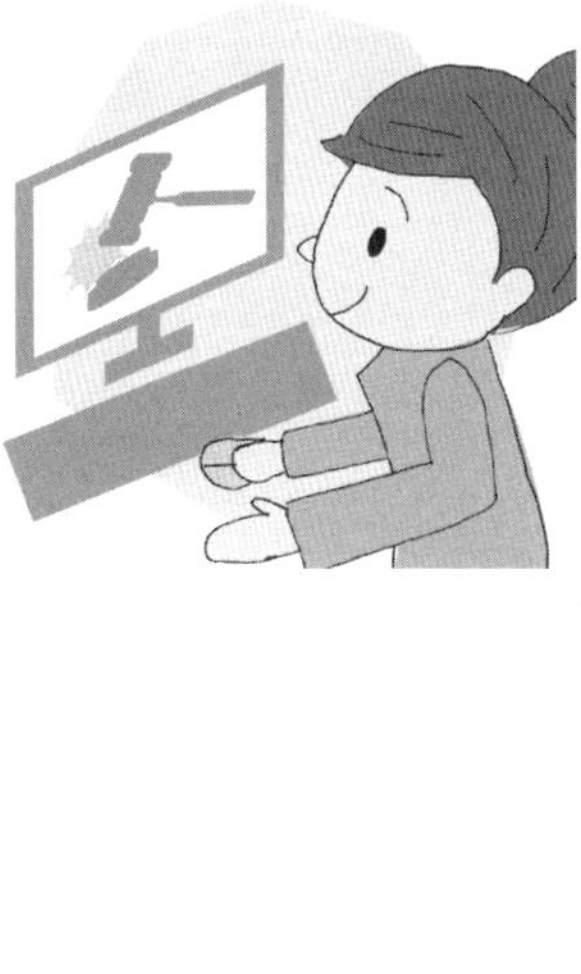

癒される交流の場が必要

老後の過ごし方

私が小学校の頃（昭和40年すぎ）、近くの医院ではお年寄りが毎日のように集まり、畳の部屋で1日、世間話を語りながら、楽しく昼ごはんを食べ、看護師さんから血圧を測ってもらったりしていた。のどかな風景でした。おそらく、その医院は近所のご老人の「癒しの場」だったのでしょう。

一方、私がニュージーランド留学中に学んだ最大の政府の失策は、昭和62年（1987年）に郵便局の大幅な閉鎖（900カ所から300カ所へ）を行ったこと。同時に郵便局の職員数を1万2000人から7500人に削減し、パートタイム、契約社員、一時的な雇用に変更した。すなわち、ニュージーランド・ポストの大幅な構造改革である。その間に、失業者を増やし、自殺者を大幅に増やしてしまった。オークランド大学法学部教授のケルシー教授はポスタルサービスを民営化すべきではなかったと結論づけていた。その理由として、郵便物は、お年寄りや子供たちが集まる「癒しの場」としての機能をもち、それを3分の1に減らすことで、癒される社会の交流の場が失われた可能性が高いと示唆されました。

今の日本、癒される場は一体どこなのだろうか。家庭、職場、学校（退職された方々は、公民館・集会所・文化センターなど）多くの場所がありますが、聞くところによると、最近、大衆浴場や弁当持参の上、スポーツジムに朝から夕方まで通所されている方も結構多いそうだ。スポーツを楽しめるほどの体力がある方にとっては好都合であるが、体力や気力が低下した方はどうやって時間をすごしたらよいか。そこでは、ご老人のためのデイケアが大きな役割を演じている。その援助をしてくれる若者がこれから増えることを期待したいが、介護が苦手な若者も多い。もしかすると、私が高齢者になる頃、若い東南アジアの若者が日本で介護学を学び、私たちを支えてくれる時代が訪れるのかもしれない。（２０１８年６月30日）

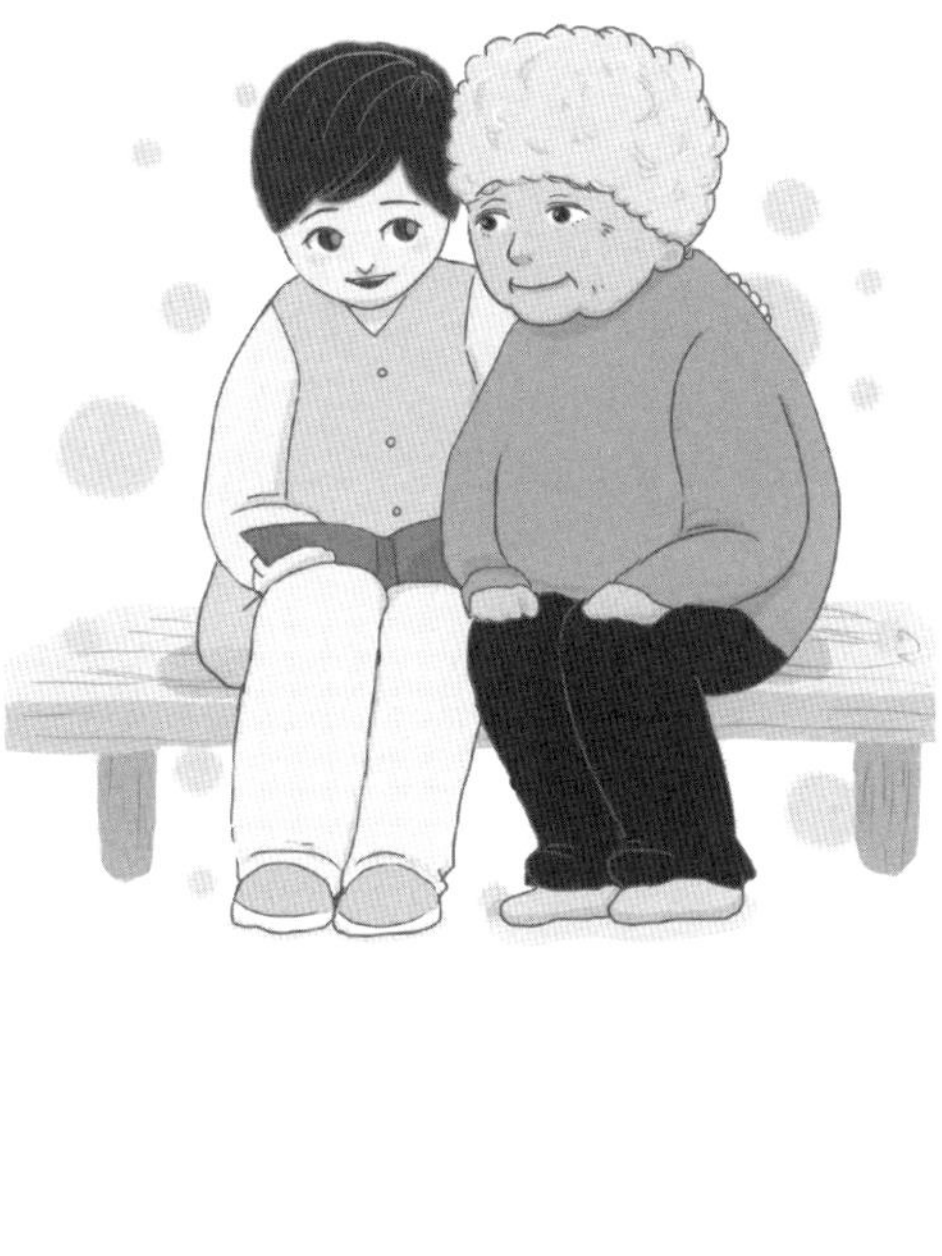

Chapter

7

最先端医療からの学び

新しい抗うつ薬

患者に合った選択

待望の抗うつ薬「ＳＳＲＩ」（選択的セロトニン再摂取阻害薬）の第1号として、「フルボキサミン」が昨年4月、ついに国内で認可され、投与できるようになった。佐賀医大病院でも7月から使用されています。

これまで薬物療法の副作用に悩んでいたうつ病や、うつ状態の患者はもちろん、医師にとっても安心して服用できる薬が出た喜びは大きい。

従来の抗うつ薬には口内の渇きや便秘、霧視、心伝導障害、起立性低血圧、体重増加などの副作用があり、大量服用による事故もみられた。こんな問題が解決されるということで、私自身も大きな期待を抱き、早速10人近い患者さんの治療に試みた。

結果は、こと抗うつ作用に関しては40年前初めて開発された「イミプラミン」を超えるものではないという印象を受けた。まだ多くの患者さんへ投与していないので、もちろん明確なことは言えませんが…。

精神科領域では、新しい薬が次々に開発されてきた。「イミプラミン」はもともと、イミノジベンジル系抗ヒスタミン剤から始まったアレルギーの薬。その後、スイス人のクーンが１９５７年に抗うつ作用を見いだしたのが始まりだ。現在もよく使われている三環系抗うつ薬である。抗うつ薬はその後、副作用を軽減するため四環系、二環系と次々に新薬が開発されました。

今回のフルボキサミンはＮＨＫの「脳内薬品」報道で一躍有名になり、その後も、「ミラクルドラッグＳＳＲＩ」などと呼ばれ、一つの社会現象にまでなった。早くから認可されている米国では、抗うつ薬総売上額の90％を占めるといわれ、普及ぶりはすさまじい。

しかし先に述べたように私の経験では、ＳＳＲＩにもそれなりに、副作用があるように感じています。今後も新しい薬への期待はあるが、やはりその患者さんに合った薬物を選択することが重要でしょう。

（２０００年3月16日）

時計遺伝子の発見

食事の時間がポイント

深夜勤務の医師やナース、救急消防隊、コンビニなどで徹夜で働く学生など、深夜のローテーションが必要な仕事も多い。このような24時間体制の勤務のため、昼の1～2時頃に起きて、朝食を摂り、早朝5～6時に夕食を摂るなど、仕事のために食事や睡眠の生活リズムが乱れることは、現代社会では当たり前になっています。

しかし、睡眠時間や食事時間などが大幅に変わる不規則な生活をしていると、さまざまな病気のリスクが高まることがわかってきました。その典型例として、がんや高血圧、心筋梗塞、肥満、うつ病、メタボリック症候群などがあげられます。

これらの病気のメカニズムを証明したのが、日系アメリカ人であるタカハシ博士らが提唱した「時計遺伝子」です。１９９４年に、ほ乳動物には24時間の概日リズムをつかさどる時計遺伝子があることを発見し、１９９７年にはその原因遺伝子が同定されました。これらの発見は、「サイエンス」「ネイチャー」「セル」などの科学雑誌に掲載されています。時計遺伝子の働きは通常、人間の約60兆ものすべての細胞にあり、規則的なリズムを刻んでいます。

そこで早出や夜勤など、勤務の都合によって生活時間が大幅に変わる交代制の労働者を調べてみたところ、生活時間のずれの大きさに、時計遺伝子の働きがついていけないことがわかりました。調査の結果、生活時間が7時間ずれても、時計遺伝子の働きは2時間程度しか変化していなかったのです。こうなると、時計遺伝子の働きによって本来は内臓が休むべき時間に無理に働くことになるなど、体に大きなストレスがかかってしまいます。

そこで、時計遺伝子がうまく働くための鉄則を3つあげましょう。その1：朝食を摂ること、その2：夕食は早めに（9時までに）、その3：分食（もし、朝食が摂れていない場合、夕食を2回に分ける）が推奨されています。生活リズムを規則正しく保つためには、食事の時間が重要なポイントとなります。

（2013年1月26日）

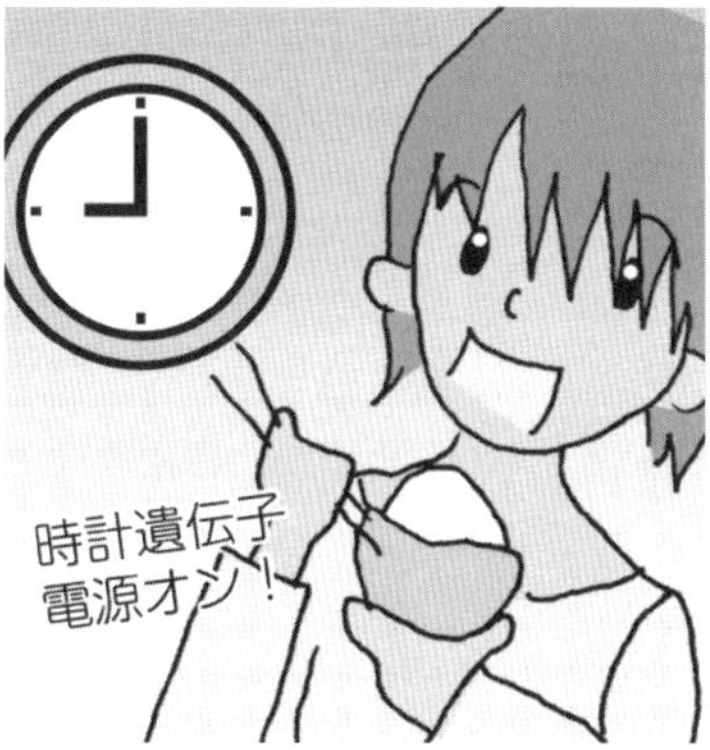

脳が進化しすぎて「うつ病」に？

天敵から身を守る

「どうして私はうつ病になったのですか？」――。最近、尋ねられることが多いので、その際は扁桃体《へんとう》がどんな役割を担っているかについて説明しています。扁桃体（こころのアンテナ）とは、脳の奥深く中枢にあるもっとも原始的な活動をつかさどる部分で、恐怖や不安、悲しみの感情を生み出します。うつ病患者は、その扁桃体の活動が強くなることがわかっています。

そもそも扁桃体は、人類が進化していく中で、他の生物から身を守るための恐怖や不安などの感情を引き起こし、天敵から身を守るために活動していました。それが人間同士で過敏に反応するようになり、その際にストレスホルモンも分泌されます。このストレスホルモンは全身にいきわたり、筋肉や神経が活性化して普段以上の力が出るため、危険から逃げることができるわけです。

しかしストレスホルモンが〝分泌され続ける〟と、脳の神経細胞がダメージを受け、うつ病や不安障害などの精神疾患を引き起こします。ストレスホルモンは肉体の活動を活発化させる働きがありますが、その作用が脳の中で継続すると脳神経細胞の栄養が減少し脳細胞が縮んでしまいます。

うつ病患者の脳が萎縮するのはこのためです。萎縮が続くと行動の意欲が低下し、これがうつ病のメカニズムだと言われています。

自分が「嫌だ」と感じる状態が続くと扁桃体が反応し続け、現在進行形だけではなく、過去の記憶も原因となりえます。例えば、昔受けたつらい体験や恐怖体験は脳に記憶として残ります。その記憶を何度も思い出すとそのたびに扁桃体が〝過活動〟します。扁桃体は記憶の座である海馬《かいば》と密接につながっているからです。

はるか昔の狩猟生活では人々は平等でしたが、文明社会が発展し、お金を持つ者と持たない者に分けられて不平等が生じ、同じ人類なのにねたみ、嫉《そね》み、命令、支配などの感情が扁桃体を活発化させました。加えて、自分の自由にならない時間の増加や情報から得られる不安などにより扁桃体が絶えず活動し、ストレスホルモンが分泌され続けるのです。

この扁桃体の暴走をどうすれば、抑えることができるのでしょうか？

（2013年11月30日）

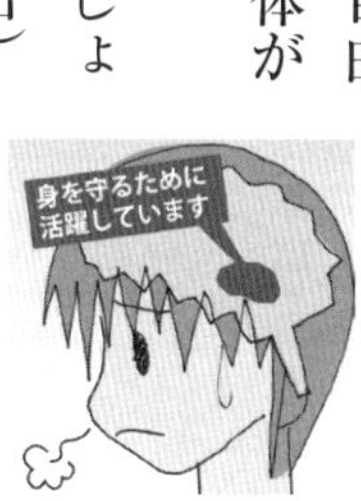

ＴＬＣ（生活改善療法）

仲間で力を合わせる

11月30日（Ｐ１０６）に「扁桃体《へんとう》とうつ病」の関係について、新しい知見を紹介しました。今回、うつ病の最新の治療（？）である「生活改善療法（ＴＬＣ：Ｔｈｅｒａｐｅｕｔｉｃ　Ｌｉｆｅｓｔｙｌｅ　Ｃｈａｎｇｅ）」を紹介します。

「アフリカにはうつ病がみられないのはどうしてか？」――。狩猟採集で生きている民族はすばらしい生活スタイルをもっており、その生活スタイルをうつ病の治療に応用する試みです。

ＴＬＣは、社会的結びつきを重要視し、定期的な運動と生活習慣の改善、規則正しい生活からなります。運動は、萎縮した神経細胞を再生する働きがあり、昼間は太陽の光を浴びること、夜はしっかり眠ることにより、ストレスホルモンを正常に戻す働きがあります。運動、食事、生活の改善を積極的に取り入れる、さらに社交性を高めて社会のつながりを取り戻し、人とのふれあいの中で孤独を解消する。カンザス大学のステファン・イラーディ博士によれば、治療は社会的な結びつきを強めることを重視し、定期的な運動や生活習慣の改善なども行なわれ、7割以上に改善がみられているといいます。

その治療の基本原則は、（1）日の出とともに起きる（2）日中、身体を動かす（3）太陽光を浴びて汗を流す（4）共同体の中で暮らす（5）助け合う文化を大切にする（6）夜はぐっすり眠る。どれも当たり前のことですが、今忘れられようとしています。

具体的には、（1）週3回、1日30分の激しい運動（エアロビクス、ジョギング、スイミング等）（2）集中して手先を動かす作業をする（1～2時間）（3）孤立しないでみんなの交わりに入る（4）1日に30分は日光浴をする（5）良質の睡眠をとる（6）栄養に気をつける（十分なたんぱく質とビタミンをとる）からなります。生活習慣を変えるというこの治療法は、3カ月を2クール（つまり半年）を7～8人のグループで行い、仲間で力を合わせることが大切です。やはり、1人ではなかなか続かないでしょうから。

（2013年12月28日）

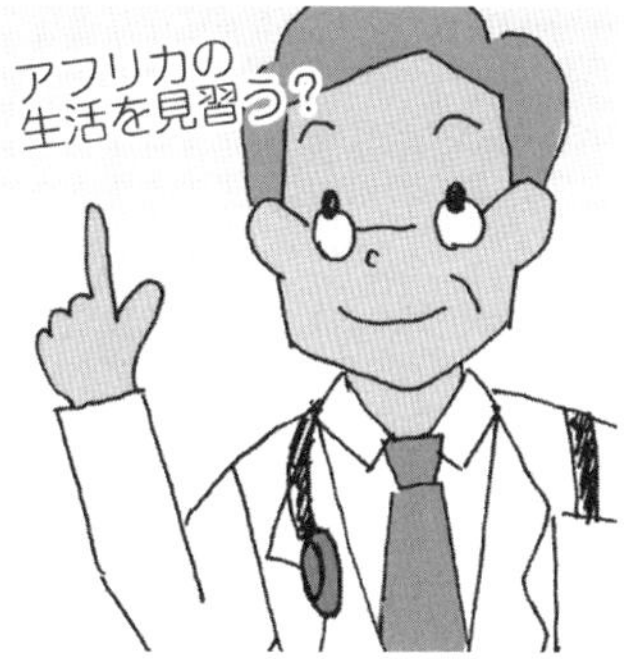

新たな難治性疾患の解明可能に⁉

腸内フローラの最先端研究

つい最近、テレビの「ＮＨＫスペシャル」で「腸内フローラ　解明！驚異の細菌パワー」が放送されました。私たちの腸で暮らす１００兆匹以上もの細菌たちは「腸内フローラ」（フローラ＝花畑）と呼ばれ、その研究が医療を大きく変えようとしています。最先端の遺伝子解析によって新しい菌の発見が相次ぎ、腸内細菌が全身の健康に多大な影響を与えていることが分かってきました。２月26日には、世界的にも有名な科学誌「ネイチャー」が腸内フローラの特集を増刊したくらいです。

例えば、肥満に関する研究です。マサチューセッツ州の研究グループが報告した女性は、ふん便の腸内への注入（便移植術）を受けました。治療のためのふん便を提供したのは、肥満である以外は健康な10代の女性。治療を受けた方の体重は約62キログラムで、体格指数（ＢＭＩ）は26。便移植の16カ月後、女性の体重は一挙に約77キログラムまで増え、ＢＭＩが33まで増加。移植3年後には減量の努力や運動にもかかわらず体重が約77キログラム、ＢＭＩは34・５で定着し、肥満になってしまいました。肥満の人の腸内で少なくなっていたのはバクテロイデスなどの菌で、こうした菌に肥満を防ぐ働きがあったのです。

腸内細菌が作る物質が肌の若さを保つ「エクオール」という物質を産生。実験では、更年期の女性67人にエクオールを飲んでもらい追跡調査すると、エクオールを飲んだ人はシワが浅くなっていったのです。腸内細菌が作るエクオールが肌のハリを保つコラーゲンを増やし、さらに顔のほてりや骨密度の低下を防ぐ力も報告されています。

そして、腸内細菌はさらに、人間の健康や美容面だけでなく、性格面にも影響を及ぼしているようです。２匹のマウスそれぞれの腸内細菌を交換するという実験で、一方のマウスはおとなしいマウス、もう一方が攻撃的なマウスです。入れ替えたあとは、おとなしいはずだったマウスが攻撃的になり、攻撃的だったはずのマウスがおとなしくなったという結果でした。

果たして、腸内フローラ研究は本当に医療を大きく変えることができるでしょうか？（２０１５年３月７日）

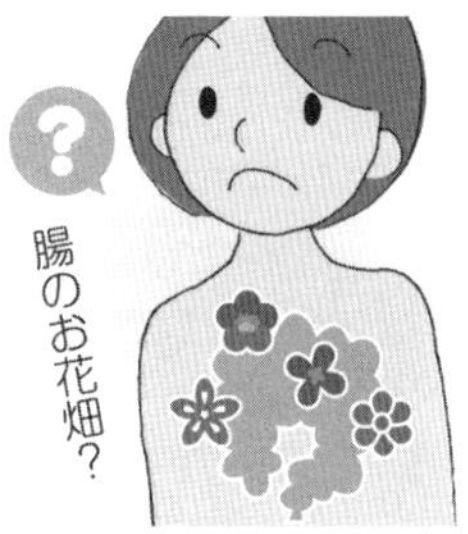

発想の転換による大発見

線虫嗅覚で高精度がん検出法

九州大学などの研究チームは、体長1ミリほどの「線虫」に人間の尿の匂いをかがせ、その反応から「がん」の有無を判定できることを突き止めたとして、米科学誌「プロスワン」に発表した。

線虫とは、土壌や水中に生息する微小な動物。研究チームが線虫を使ってのがん診断研究に取り組んだきっかけは、寄生虫の除去手術だったという。体内に寄生した「アニサキス」という線虫を取り除く手術で、線虫が未発見の胃がん部分に集まっていたという鋭い観察からだ。

線虫が「がん」の匂いに寄って行くと考えた研究グループは、犬並みの嗅覚を持ち、好きな匂いに集まる習性がある線虫「C・エレガンス」を使って実験を行っている。事前の実験で、この線虫はがん細胞の匂いを好んで、寄って行くことが分かっていたという。

臨床実験として242人を対象に線虫の反応テストを実施した結果、がん患者

24人中23人に対して、線虫が陽性の反応を示したという。がんの種類や進行度にかかわらず判別でき、早期発見が難しい「すい臓がん」にも反応。採尿時点にがんだと分かっていなかった患者のがんも判別でき、「線虫」を使った尿検査で95・8％の確率でがんを判定できるというすばらしい結果だ。

さらに、線虫による「がん」検査にかかる費用は、1回100円～数百円ほど。検査結果は1時間程度だという。従来の検査で判定できなかった早期がんの発見による、「早期治療」や「簡単で安いがん診断」に期待が寄せられる。特定の「がん」だけに反応する線虫を作ることにも成功していることから、将来は「がん」の健康診断として、最も一般的な検査法となる可能性を秘めています。

すばらしい研究というのは、日ごろのちょっとした観察がヒントになる。患者さんの日常診療において、もっとしっかり診ることが大切であると痛感しました。

（2015年4月4日）

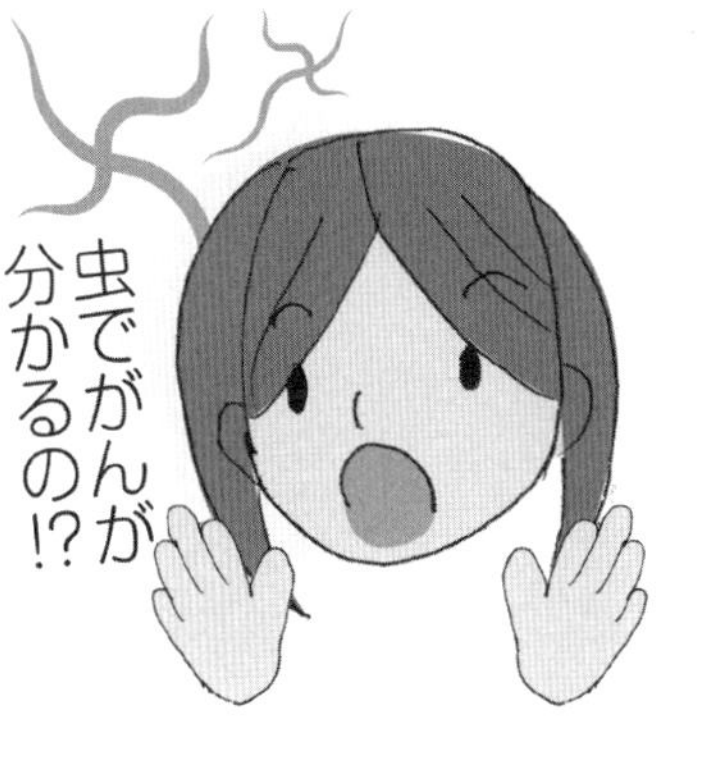

睡眠薬の種類と効果

新型・ベルソムラ

最近、睡眠薬に注目が集まっています。新型の睡眠薬として、マイスリー、ルネスタ、ロゼレム、そして昨年11月には「ベルソムラ」（ＭＳＤ）が発売されました。

マイスリーは現在一番よく使われていますが、それでも従来のベンゾジアゼピン系睡眠薬とは構造が違っています。ベンゾジアゼピン系睡眠薬とは、いわゆる安定剤（抗不安薬）と基本的には同じものでしたが、マイスリーは依存性が少なく、老人が服用してもふらつかないということで、あっという間に広がりました。効き目が良いので吸い込まれる様な入眠効果を示しますが、すぐ床に入らないと、やっていたことを翌日覚えていないこともあったり、かすかに覚えていることもあります（ハルシオンでも同様の症状が出ます）。マイスリーは現在、入眠には一番よく効く優れた薬と評価されています。

ルネスタはアモバンの焼き直しのような薬で、あまり特徴はありません。ロゼレムはメラトニン受容体刺激薬で期待されましたが、それほど有効という感じはありません。メラトニンそのものを服用した方が良いかもしれません。

さて、「ベルソムラ」ですが、視床下部のニューロンから産生される神経ペプチド、スボレキサントという薬物の商品名です。ベルソムラは「オレキシン受容体」への結合をブロックし、過剰に働いている覚醒系を抑制することで睡眠に移行させるようです。穏やかな効果があり、ハルシオン、マイスリーのような切れ味には欠けますが、睡眠薬に不安を抱いている人や高齢者に適していると思います。6～7時間の効き目で、あえて言うならばレンドルミンに似ています。入眠、睡眠維持、ともにしっかりとしているとの説明です。ただし、悪夢をみたとか、異常な夢をみたなど、その出現率は他の睡眠薬と比べるとやや多い傾向にあるようです。

やはり、完璧な睡眠薬はまだ難しいのが現状です。

（2015年11月14日）

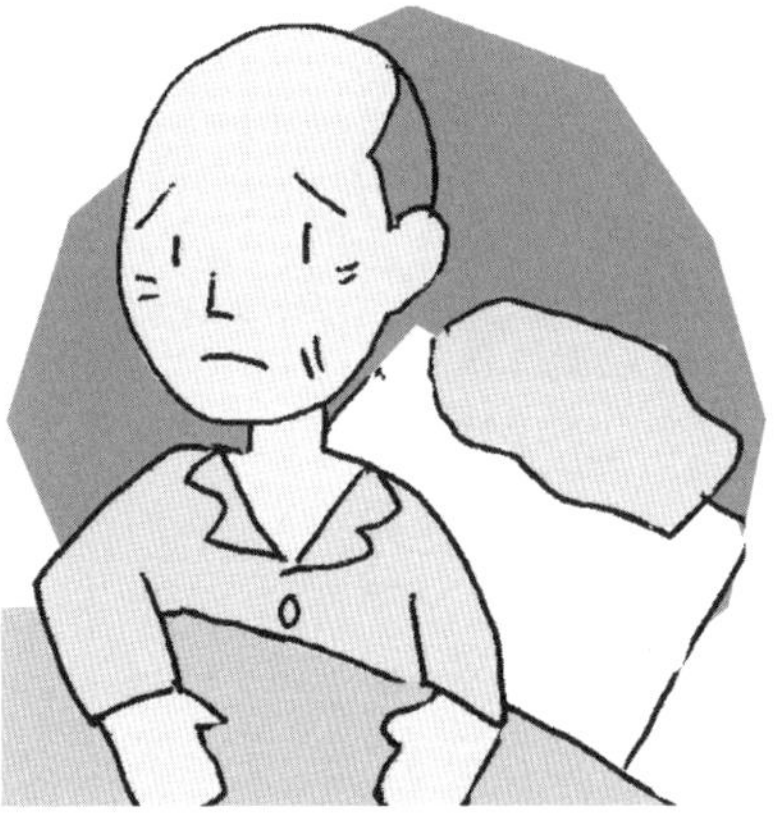

免疫細胞の働き取り戻す

最先端のがん免疫療法

これまでの免疫療法では、免疫機能の攻撃力を高める方法（免疫力にアクセルをかける）が中心でした。しかし、1992年、京都大学の本庶佑教授（現同大名誉教授）は免疫細胞に免疫を抑制するブレーキが存在し、その機能に関わる分子「PD－1」を発見しました。（2018年ノーベル賞受賞）

当時、その逆転発想に誰も注目しなかったといわれています。つまり、がん細胞は免疫細胞の正常な機能を抑制するブレーキを押し続けて、正常な免疫力が働かなくなっています。そこで、がん細胞によるブレーキを解除することで、免疫細胞の正常な働きを取り戻す新たな治療が発見されました。中でも、現在では、免疫チェックポイントと呼ばれているブレーキ役の部分（PD－L1とPD－1の結合）を阻害する「免疫チェックポイント阻害薬」が実際の治療で使用されています。

免疫細胞治療の効果が高いとされるがんとして、腎臓がんやメラノーマ（悪性黒色腫）があげられますが、肺がんにおいても効果が確認されています。そこで、他のがんにも応用できないかと期待が高まり、膵《すい》がん、食道がんなどについての研究が進んでいるところです。

日本では２０１４年７月４日、メラノーマの治療薬として抗ＰＤ－１抗体「オプジーボ」（小野薬品工業）が承認されました。京都大の濱西潤三先生は専門分野である卵巣がんについても、「可能性が感じられる」と言います。「卵巣がんは発見が難しく、しかも進行の早いがんと言えます。痛みや腫れなどの自覚症状に乏しいため、気付いたときにはすでに転移の進んだ状態だったということが少なくないのです。『異常なし』とされた検診からわずか３カ月後に、すでに転移した状態でがんが発見されたというケースさえありました」。この卵巣がんに、２０１１年から京都大学附属病院で、20例の再発・進行卵巣がんの患者さん（20～80歳）を対象にした治験がすでに進行中で、世界初の治験です。

がん患者の皆さん！　あきらめないでください。これから、新しい治療が誕生しつつあります。明るい希望をもって前進しましょう。

（２０１５年12月19日）

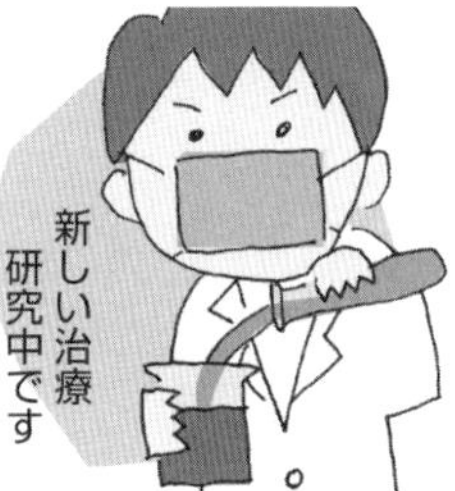

血液や尿で早期発見へ

がん検診の新技術

日本では現在、年間30万人ががんで命を落とし、国民の3人に1人ががんで亡くなっています。また、生涯のうちにがんにかかる可能性は、男性で2人に1人、女性は3人に1人と推測されています。

厚生労働省の発表によると、2013年には3兆8850億円が、がん医療に充てられており、膨大な死亡者数と医療費を削減するために、早期発見・早期治療が喫緊の課題となっています。

こうした状況に、変革が起ころうとしています。国立がん研究センター（東京都）などは、血液1滴で乳がんなど13種類のがんを早期発見できる新しい検査システムを開発しました。臨床研究が開始され、早ければ3年以内に国へ事業化申請する見通しです。

これまで、一度に複数の種類のがんを早期発見できる検査方法はなく、導入されれば「夢の検査システム」と言っても差し支えありません。さらに、九州大学大学院生物科学部門の廣津崇亮助教らの研究グループは、がんのにおいに注目し、体長1ミリほどの線虫が、95・8％という高い精度でがんの有無を識別できることを突き止めました。

廣津助教は長年、線虫の嗅覚を研究してきました。検査するのは人間の尿で、端的に言うと、1滴垂らした尿のにおいに線虫が好んで寄って来れば「がんの疑いあり」、嫌って遠ざかって行けば「がんの心配なし」となります。

線虫を使ったこの検査方法は比較的安価で簡単。さらに、ステージ0～4まであるがんの進行度のうち、ステージ0や1といった早期がんも発見できるそうです。

近い将来、がん検診が大きく変わる可能性があります。早期にがんを発見でき、がんにかかっても定期的な検査で再発の有無も確認できるようになると思います。

（２０１７年９月16日）

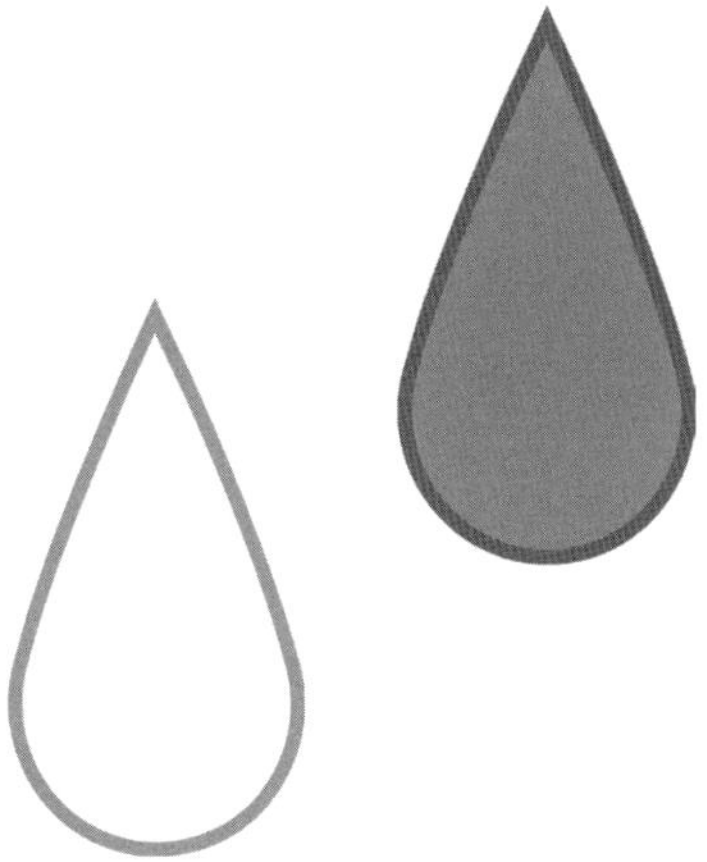

Chapter

8

健康科学からの学び

お腹の脂肪にご注意！

りんご型と洋なし型

冬は寒くて、太りやすい時期！体重が増加していませんか？お腹の脂肪は、単なる中性脂肪のかたまりと思われていましたが、実は１９９０年代頃より、脂肪細胞から生理活性物質（サイトカイン）が分泌されていることがわかりました。その物質はアディポカインと呼ばれ、脂肪細胞は「内分泌工場」とも言われています。脂肪細胞から出てくる物質は、悪玉と善玉物質があり、悪玉にはＴＮＦ－α（糖尿病と関連）、アンジオテンシノーゲン（高血圧と関連）、ＰＡＩ－１（脳梗塞や心筋梗塞と関連）など、善玉には、アディポネクチンがあります。後者は、96年、日本人の松澤佑次氏によって発見されました。善玉であるアディポネクチンは、お腹の脂肪細胞が小さいほど、すなわち腹囲が小さいほど、たくさん分泌されることから、メタボリック症候群（内臓脂肪症候群）では腹囲が重視されているのです。アディポネクチンを増加させることが長生きのコツとも言われています。

男性の脂肪のつき方は、上半身で内臓の周囲に脂肪がたまりやすく内臓脂肪型肥満（りんご型）と呼ばれ、一方、女性は下半身でお腹の皮下に脂肪がたまりやすく皮下脂肪型肥満（洋なし型）と呼ばれます。女性の方が脂肪による内臓への影響がなく、長生きの理由がここにあるとも言われています。さらに、1980年に、ルドウィッヒはお酒を飲まないのに、脂肪が肝臓にたまる非アルコール性脂肪肝炎を発見し、脂肪肝から進行する肝臓病（NASH）、これが発展して肝がんとなる可能性もあると提唱しました。日本でも、その予備軍が1000万人もいるそうです。その治療として誰でもできることは、よく寝ることで、寝ている時に脂肪の燃焼が活発になるそうですよ。

お腹の脂肪はあまりよくない話が多いです。正月は食べ過ぎにご注意!!そして、やはり十分な睡眠が病気の予防につながりそうですね。

（2012年12月15日）

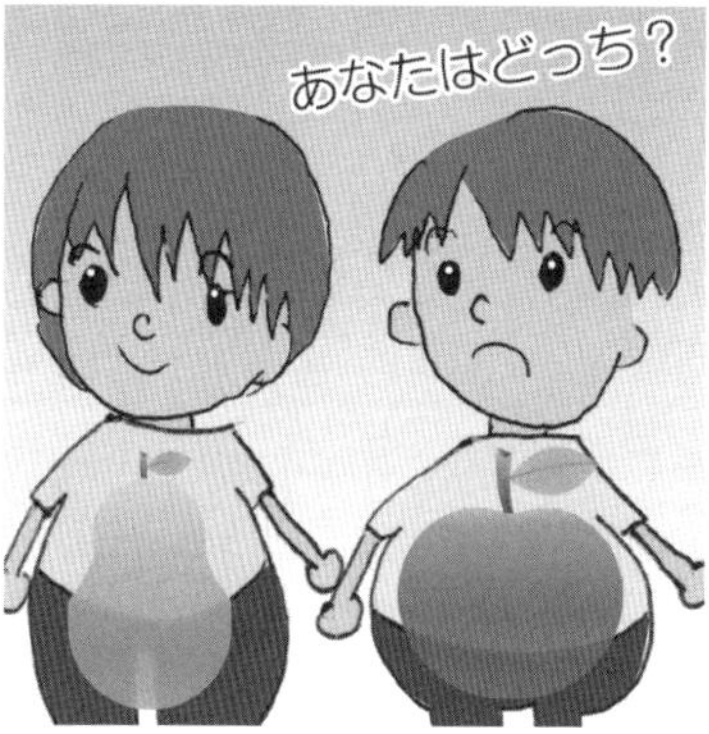

職場のメンタルヘルス

管理職の役割が大切

新卒離職率の高さが問題視され、3年以内にやめる人が4割にも上っています。職場側にも問題があるようですが、苦労して就職した会社をなぜ3年以内に辞めてしまうのか、原因は大きく3つに分類されます。

1つは「激務(過度の時間外労働)」。サービス残業当たり前で、毎日朝から深夜までの過酷な労働を強いる会社もあります。最初はやる気のある学生も休みのない環境で心身共に疲労し、さらに給料も少ないのでは、過酷な労働環境で仕事を続けていける人のほうが少ないでしょう。

2つ目は「会社とのミスマッチ(人間関係など)」。就職活動時に会社の情報は企業から得られますが、会社に入ってみないとわからないことも多く、社内の雰囲気、職場の人間関係などは入社してみないとわかりません。人間関係に疲れて仕事を続けられない人が多く、一番の原因は「人間関係」だと言われています。

3つ目は「仕事のミスマッチ」。営業職希望ではなかったのに実際入ってみたら営業職になったり、自分のやりたい仕事ができない場合も多く、仕事にやりがいを見いだせないのです。

予防策として産業医学の分野では、「ラインによるケア」が問われています。ここでいう「ライン」とは線の意味ではなく、職場の管理監督者、すなわち上司のことです。上司は部下の労働時間や仕事の質や量をチェックし、職場での人間関係が円満に維持されているかどうかなども、常に把握するよう努めます。部下がストレスをためていないか、またそのストレスにきちんと対処しているかどうかを見極め、心身ともに健康で、仕事が円滑になされるよう管理・指導します。現在では、職場は心身の健康に配慮することが求められる時代になっています。

（2013年5月18日）

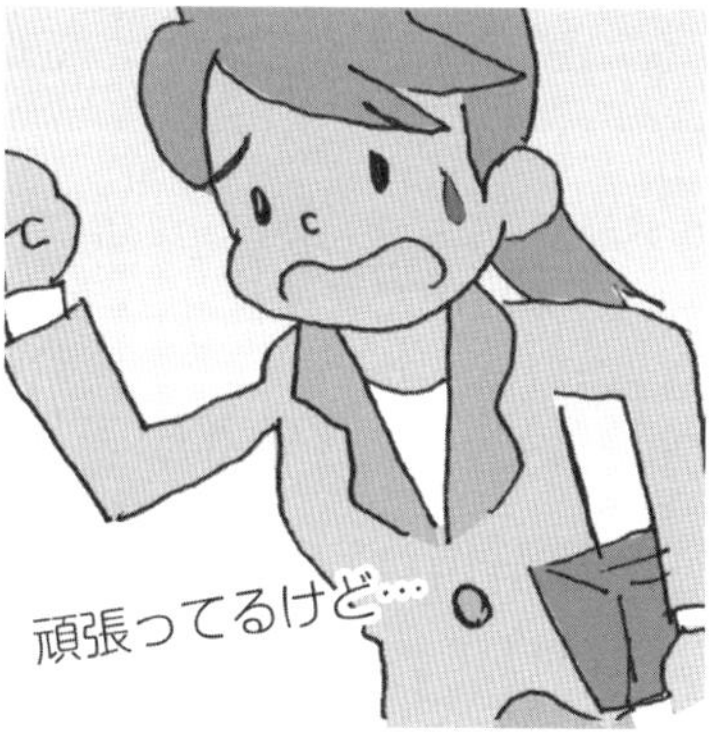

ストレスとレジリエンスの関係

杉型人間と檜型人間

就職して2カ月が過ぎ、仕事の内容にやや不満が生じる時期となりました。その正体は、ストレス。そもそも、ストレスとは、生物学的に「何らかの刺激によって生体に生じたひずみの状態」を意味し物理学の用語です。これに対して、レジリエンス（ｒｅｓｉｌｉｅｎｃｅ）も物理学の用語で、ストレスに対して「外力によるひずみをはね返す力」として使われます。現在、レジリエンスに対する社会的関心が高まっています。

レジリエンスは、一般的に「挫折・困難な状況からの回復力、もとに戻る力」「ゴムのような弾力性、もとに戻るしなやかさ」「困難や変化のなかしなやかに生きる強さ」などと訳されます。つまり、単なる「メンタルタフネス」や「強さ」ではなく、仕事や生活におけるさまざまな困難や変化に、いかに、しなやかに対処できるかという能力です。

そこで、私はストレスとレジリエンスの関係から、木材の性質を例にとって、現代の若者を「杉型人間」と「檜《ひのき》型人間」に分類したい。杉の特徴は、人工植林でも育成しやすく、真っ直ぐ、早く育つので強度は弱く木目がやや粗い。狂いや割れが少なく柔らかいので加工がしやすい。木目がややはっきりしていて美しく、香りがやさしい、などがあります。

一方、檜の特徴は、日本古来木造建築物に使われ、強度や耐久性が高い。成長に時間がかかる。木目がやさしく、加工がしやすいが狂いは少ないなどです。

従って、構造材（柱）としての利用は圧倒的に檜のほうが多く、家の強度や耐久性を左右する構造材として「檜」、目に見えて肌に触れる内装材として「杉」となります。レジリエンスの視点からみると、檜が杉よりも外部の圧力に耐える力が強く、レジリエンスが高いといえます。

さて、皆さんは杉型人間？檜型人間？これからはストレスの問題だけでなく、レジリエンスに注目して、人を育てていかねばならない時代だと感じています。

（２０１３年６月15日）

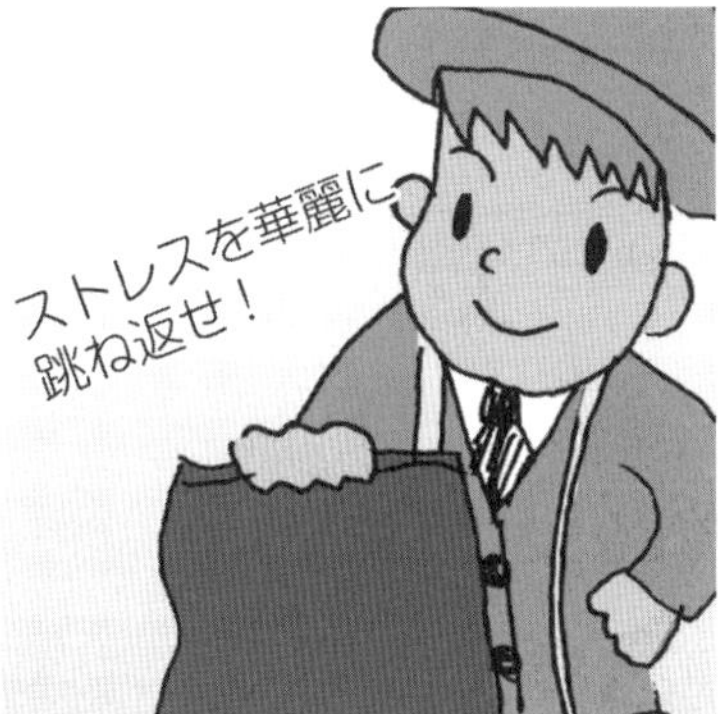

怒りを表現し、ため込まない

こころの健康を保つには

人のこころの天気が曇りから雨になりそうな時、必ず伴うのが「怒り」だと思います。この怒りの気持ちをどのように処理していくかは、個人の性格や体験によって大きく異なりますが、病気に至った場合、どうなると思いますか？

怒りが自分の内面に向かうと（ベクトルが内側）、自分を責め、自信喪失、自尊心の低下など、うつ状態に陥ります。最悪の場合は自殺です。脳のセロトニンなどの神経伝達物質がうまく放出されなくなっていきます。それとは逆に、怒りが自分の外面に向かうと（ベクトルが外側）、暴力、いじめ、ハラスメント。最悪の場合は殺人です。いずれの行動も、その根底にあるものは、「怒り」の感情です。

では、怒りとどのようにつきあいながら、生きていけばよいのでしょうか？それは難しいことですが、その場その場で、怒りが蓄積しないように、言葉によって表現すること。したがって、誰かが聞き役になって、その怒りをなるべく早く表現させて、ため込まないことが秘訣《ひけつ》となります。怒りをため込んで、貯金することは最悪の出来事につながります。

なるべく早く誰かに表現してください。口げんかでもよいと思います。沈黙という手段で解決しようとすると、予測のつかない事件に発展する可能性があります。もっともっと私たちは日頃から何でも言葉で表現するように試みましょう。

こころの健康を維持するには、自由な対話をもつことが大切です。

（2014年8月16日）

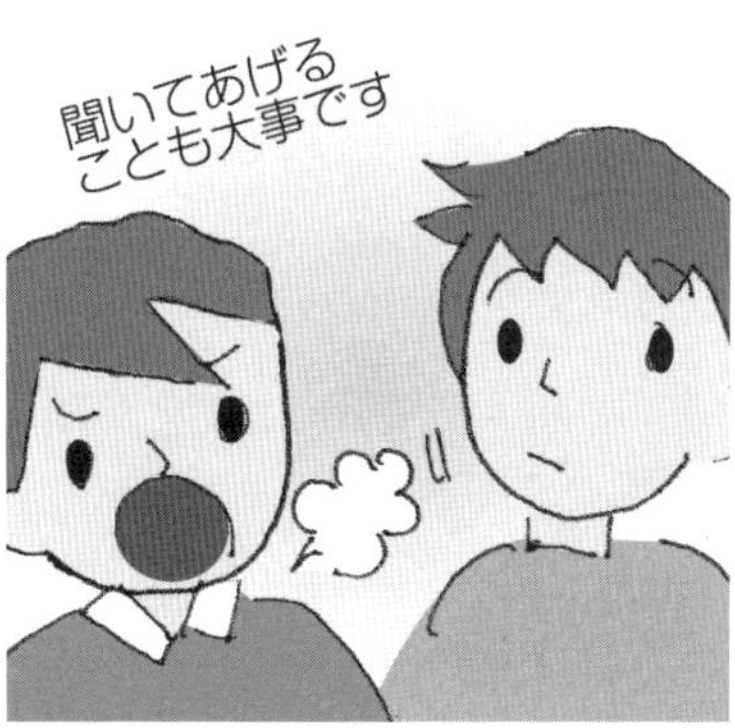

ポジティブ思考でダイエット成功へ
日本人は太りやすい!?

健診時期は憂うつな季節。特定健診・特定保健指導、通称メタボ健診の義務化以来、中高年男性の間でもダイエットがブームです。厚生労働省の統計では、40～60代の日本人男性の3人に1人がBMI（体格指数）25以上の肥満。うち半数が肥満を原因とする健康障害を伴う「肥満症」といわれています。

日本人を含め、そもそもモンゴロイドは他人種より肥満に弱い。というのは、内臓脂肪をため込む「倹約遺伝子」を他人種より2～4倍、高頻度に持つからです。内臓脂肪からは身体の代謝機能に影響するさまざまなホルモンが分泌されるため、糖尿病や動脈硬化の進行を加速させることになります。

例えば、欧米人は肥満から糖尿病を発症するまで20～30年の猶予期間があるとしたら、日本人はその半分の10～15年で糖尿病になってしまいます。飢餓時代を生き延びた倹約遺伝子が飽食の現代では仇《あだ》となっています。だから、病的な肥満は早めに解消しておくに限ります。

「はたして自分はダイエットの必要があるのか?」―まず、BMIを計算してみましょう。計算式は体重(kg)÷(身長(m)の二乗)で、25以上なら肥満と判定されます。これに肥満が原因の病気である糖尿病(予備軍を含む)、脂質異常症、肝機能障害などを示す検査値異常があるなら即、ダイエット開始。特に肥満が原因の2型糖尿病は、発症早期の10~15%減量で完治する可能性が残されています。

ダイエットの大原則は、食事から取る総カロリー量を総消費カロリー量以下にすること。1日70~80グラムのタンパク質を取ることの2点。要は「食べ過ぎ」を無理なく是正すること。

もう一つは、ダイエット成功の秘訣《ひけつ》は「なぜ太り始めたか」を分析すること。過食の背後には日常的なストレスが隠れていることが多いからです。ストレスを認識しポジティブ思考でいつも自分にいいように考える習慣を身につければ、ダイエットの成功率は格段に上がると思います。

(2014年9月13日)

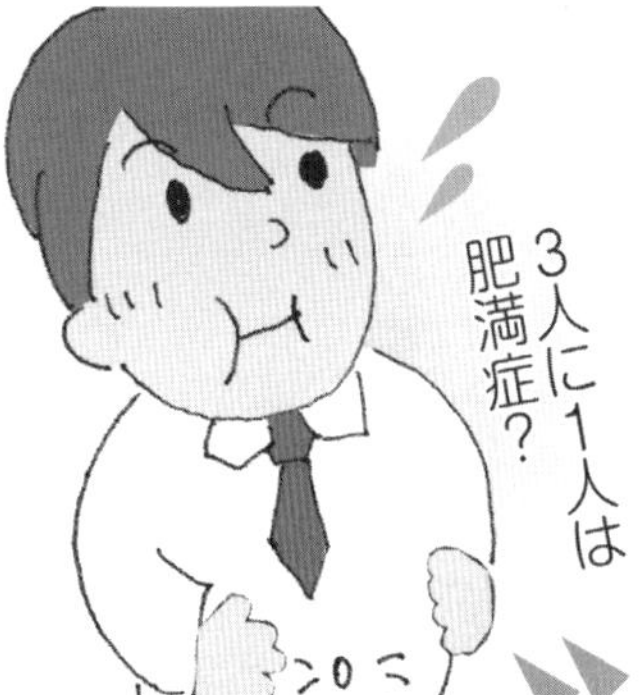

悩む方々の考え方とは？

心の健康「表と裏」

「悩みを抱えやすい方は、物事のとらえ方に、何か特徴がありますか？」とよく問われます。中国の思想に端を発し、森羅万象、宇宙のありとあらゆる事物をさまざまな観点から提唱された陰陽学説では、一切の事物はすべて相互に対立する二つの方面をもっており、万物の生成消滅といった変化はこの二気によって起こるとされています。

たとえば、「天と地」「昼と夜」「外と内」「火と水」「上昇と下降」「興奮と抑制」「表と裏」などもその典型的な概念です。そこで、これまで多くのメンタルな悩みを抱える患者さんと出会い、その特徴を「表と裏」という視点でとらえると、どうも、表ばかり見ている人、裏ばかり見ている人、そんな人がメンタルな病気になっているように思えます。どんな人でも、表もあれば、裏もあると思えるようになったら、病気が半分よくなってきます。

具体的にはどういうことを意味するかというと、たとえば、人の見かけ（顔、身長など）や肩書（学歴や地位など）にこだわっている人は、その人の内面（性格とか心とか）をあまり見ずに、外見だけで判断してしまい、相手から受ける威圧感のために、人間関係をうまく築けない。一方、人の裏ばかりを見ていると、周囲の人が自分のことを悪く言っているなど、妄想じみてきます。

つまり、誰もが「表と裏」を持っています。健康な人は、その両面をうまく見て、使い分けています。それはいくら科学が発展しても、コンピューターの性能がよくなったとしても、人間関係の表と裏を見極めことは難しいでしょう。人間、あるいは動物が自然に身に付けている特別な能力だと思います。

こころが健康になるように、私たちは表と裏をうまく見極めながら、人とのお付き合いができるようになります。人とのお付き合いはそれほど苦痛ではありません。しかし最近では、裏を見ることができずに、表だけで判断して「オレオレ詐欺」に、ひっかかっている人も見受けられます。ご注意を！（２０１４年10月11日）

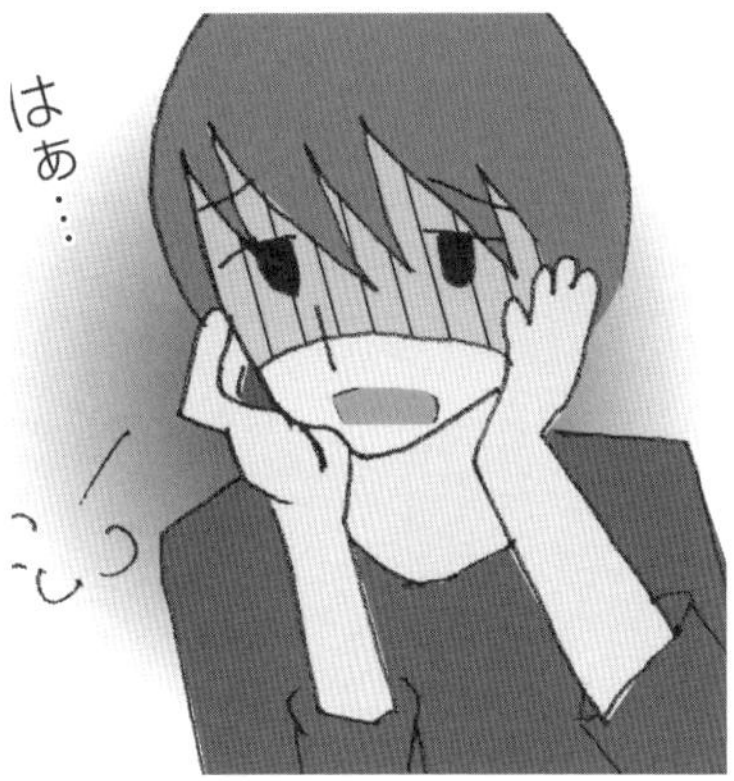

規則正しい生活で元気に

「健康の基本」早寝早起き

早寝早起きの規則正しい生活リズムは「健康の基本」です。元気ホルモンであるセロトニン（うつ病では、セロトニンが減少します）は、太陽の出ている昼間に分泌されやすく、睡眠中や日が沈んでからは分泌が少なくなります。これはメラトニンの働きと関係していますが、人間が本来持っている生活リズムは「昼間に活動し夜は寝る」というもので、この原則を守ることが〝セロトニン神経の活性化〟に効果的だといわれています。早寝早起きを心掛け、寝る時間や起きる時間も規則正しくすると、より効果的です。

また、セロトニンは睡眠ホルモンであるメラトニンと相対する性質があります。セロトニンは脳の覚醒（起きていること）を促し、メラトニンには睡眠作用があります。メラトニンが分泌している間（夜間）はセロトニンの分泌が少なく〝就寝に適した〟時間で、逆にセロトニンが多く分泌されている間（昼間）はメラトニンの分泌は少なく活動（仕事や学習）に適しています。

そこで、太陽の光（または、同様の非常に強い光・明かり）を浴びると、睡眠ホルモンであるメラトニンの分泌がストップし、脳の覚醒を促すセロトニンの分泌が活発化されるのです。

昼夜逆転の生活をしていたり、日中部屋の中にばかりいて太陽光を浴びないと、セロトニンとメラトニンの分泌のバランスや、体内時計が狂ってしまうため、不眠症やうつ病になりやすくなってしまうのです。

毎朝、日光を浴びる行為は、セロトニンを増やすだけでなく、生活リズムを整えること、さらには心身の健康にもつながります。朝目覚めたらカーテンを開けて、太陽光を十分に部屋の中に取り入れましょう。もしくは、寝る前にあらかじめカーテンを開けておいて、夜明けと共に自然と太陽光が部屋に差し込むようにしても良いでしょう。

（2015年1月10日）

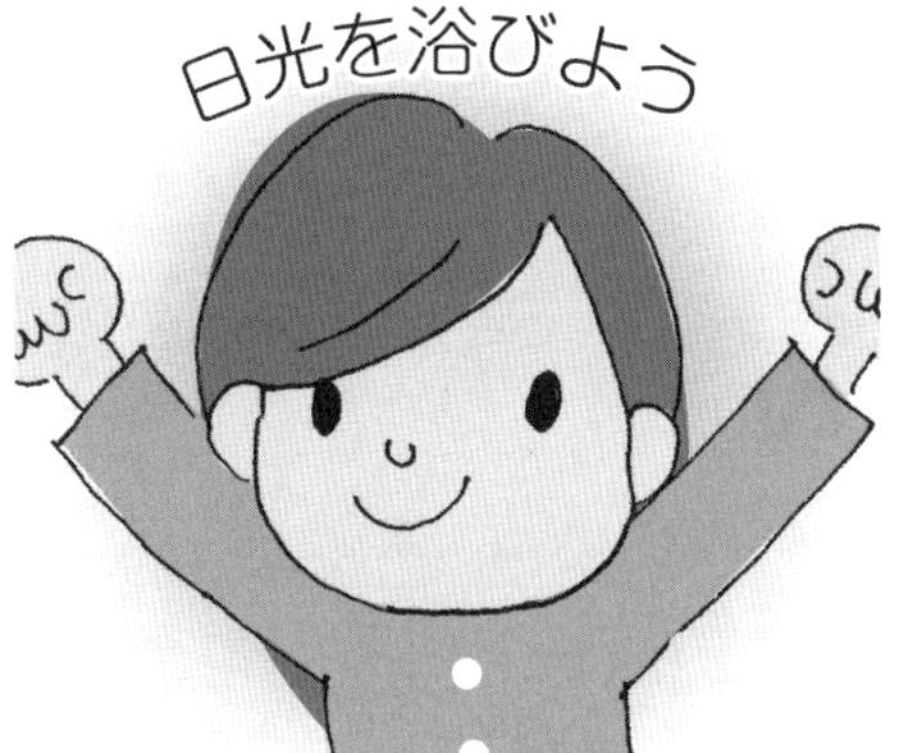

眠れない人はどの程度？

不眠症のメカニズムと予防

２０１１年に行われ一般人４０００人対象の不眠に関する意識調査（ファイザー）によれば、アテネ不眠尺度を用いた結果、不眠症の疑い（１１８８人）と医師に相談した方がよい（４９９人）を合わせると、１６８７人（42・２％）が不眠の悩みを抱えていることがわかりました。

睡眠のメカニズムは、セロトニンとメラトニンの分泌のバランスに関係しています。セロトニンは太陽の出ている昼間に分泌されやすく、睡眠中や日が沈んでからは分泌が少なくなります。一方、メラトニンは睡眠ホルモンといわれ、夜間に分泌され、睡眠を促す働きがあります。

人間が本来持っている生活リズムは「昼間に活動し、夜は寝る」というもので、この原則を守ることが不眠症にならない秘訣です。また、太陽の光（または、同様の非常に強い光・明かり）を浴びると、睡眠ホルモンであるメラトニンの分泌がストップし、脳の覚醒を促すセロトニンの分泌が活発化されるのです。

最近、昼夜逆転の生活をしていたり、日中部屋の中にばかりいて太陽光を浴びない人が増える傾向にあり、セロトニンとメラトニンの分泌のバランスや、体内時計が狂ってしまうため、不眠症になったり、不眠が2週間以上続くと、うつ病になりやすくなったりしてしまうのです。

毎朝日光を浴びる行為は、セロトニンを増やすだけでなく、生活リズムを整えること、さらには心身の健康にもつながります。朝目覚めたら、カーテンを開けて、太陽光を部屋の中に取り入れましょう。もしくは、寝る前にあらかじめカーテンを開けておいて、夜明けと共に自然と太陽光が部屋に差し込むようにしてもよいでしょう。むろん、3食決まった時間にバランスのよい食事をとることを心がけると、より睡眠がとれるようになります。

（2015年5月30日）

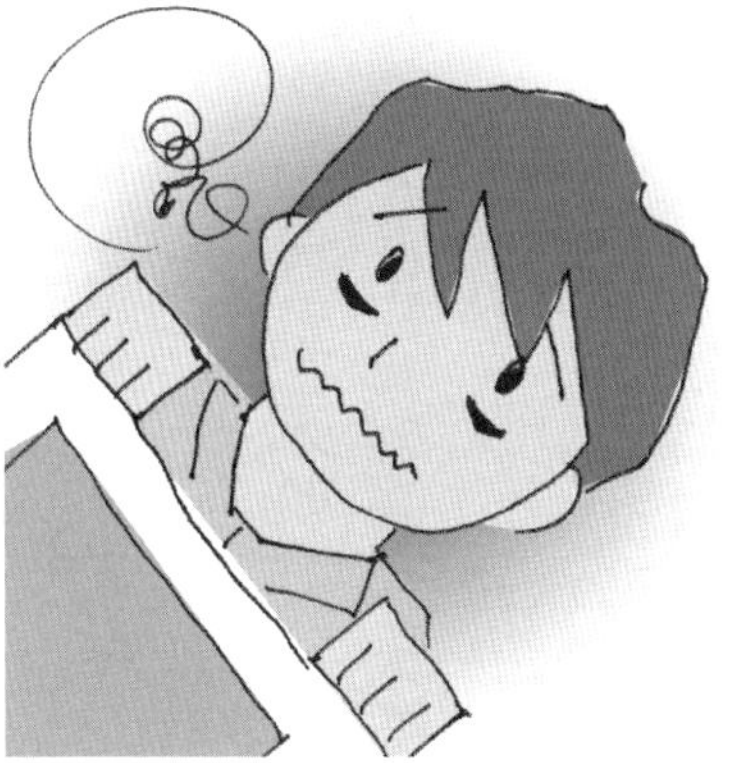

単純に考え生きましょう

「こころの病気」予防へ

脳のしわが複雑に入り組み過ぎていると統合失調症の発症リスクが高くなる可能性があると、富山大学病院の鈴木道雄教授（精神神経科学）らのグループが、7月11日付の米医学誌電子版に発表しました。東京大学、東北大学などとの共同研究による報告です。

私は30年以上の臨床経験から、精神疾患に悩む患者さんは非常に考え方が複雑で、単純に考えられなくなっていると、日ごろ感じています。患者さんの話を聞いていると、時間がたつにつれ、考え方が徐々に複雑になり、場合によっては、妄想めいた考え方に発展していきます。最悪の場合、予想もしない行動につながり、不幸な事件もいくつか体験してきました。

そこで私は、悩める人の考え方をどうしたら単純化できるのか、長年悩んできました。患者さんの話にひと息入れてもらい、「よく眠れていますか」「食事は取れていますか」などと、より現実的で単純な日常生活に話を転じることも多くあります。
思考が複雑になり過ぎて、混沌《こんとん》とした状態に陥り、普通の考え方ができなくなって混乱していく患者さんに対し、治療者としてできることは「単純化させる作業」であり、考え方を明快にまとめてあげることです。それは、ある意味で精神療法（心理療法）の極意だと思っています。

その証明は難しいと思われますが、私たちが精神疾患に陥らないようにするための生活習慣は、複雑に考えを発展させず、「より単純に」「素朴に」「正直に」考えることです。

現代社会は情報が多過ぎるため、何が正しくて何が誤っているか分からなくなり、脳機能が複雑化して、不安、眠れない、つらい、怒りといった脳の疲れと思われる症状が生じやすくなります。

その解決法は脳を十分に休ませること（十分な睡眠をとること）。総じて日ごろから、余計なことを考えず、物事を単純に捉え、お互い信頼し、時には笑いながら、生活することが大切だと感じています。

（２０１７年８月12日）

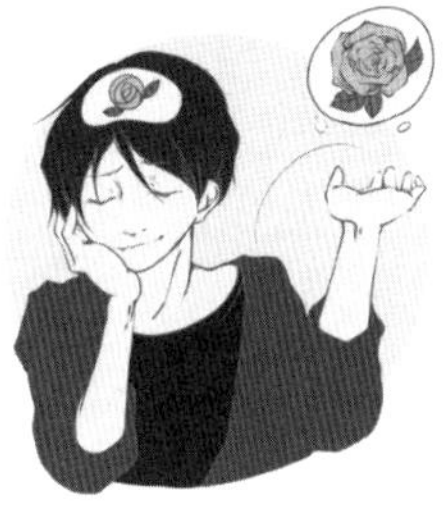

ストレスため込んだ代償 50歳過ぎに

自己管理の重要性再認識を

当たり前のことですが、食事、運動、睡眠などがバランスよく、十分にとれている方は、生活習慣病（高血圧、糖尿病、高脂血症、痛風など）および肥満や喫煙の悪い習慣に陥りにくいと思います。

これまで日本人のビジネスマンは、会社や仕事のために家庭や自分の健康を顧みず、一生懸命に働いてストレスを多大にため込み、その発散のためにお酒やたばこが必須アイテムのように使われていました。そして悲鳴を上げる体にむちを打ち、薬などで症状をごまかしながらボロボロになって出世していく。仕事のために体を壊すことは名誉の負傷のように扱われ、お偉いさん同士の会話では自分の病気の自慢話まで出てきてしまう…。

何となく、日本人では理解できるような内容ですが、最近、出世はされたものの、50から60歳になると、がんに罹患《りかん》されたり、うつ病・うつ状態に陥り、長期療養生活を強いられる悲惨な運命をたどる人を比較的多く見かけます。

しかし、これは米国人には全く理解できない内容のようです。米国には終身雇用制度がないため、自分の体に問題が起こり、長期間会社に空白をつくってしまえば、その時点で解雇されてしまいます。ビジネスマンは、普段以上に自己管理をして健康に配慮しなければなりません。そうしなければ、出世の道は閉ざされてしまうのです。

米国では肥満の人も自己管理ができないと判断され、出世できないとのこと。考えてみると、自己管理ができない人たちに、部下や会社の管理ができるのでしょうか？　そのように米国ではとらえられているようです。「自己管理欠陥症」というきつい名前の概念ですが、逆に自己管理をしっかり行えば克服できる病気であると思います。

「自己管理の重要性」を今までの意識とは違う角度から見直していくことも重要ではないでしょうか。

（２０１７年11月18日）

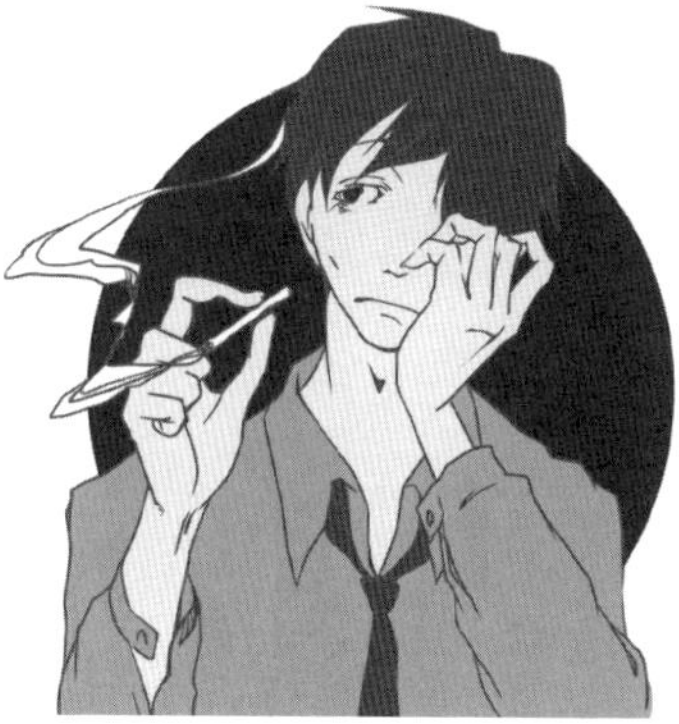

Chapter

9

栄養・食品からの学び

究極の健康法10カ条

黒酢で健康

これまで報告された健康法を10カ条としてまとめてみました。（1）たばこは吸わない（がん予防）（2）食べ過ぎない（肥満による弊害予防）（3）睡眠は十分に（4）飲みすぎない（5）適度な運動を（1日に30分程度のウォーキング）（6）光（陽）をよく浴びる（朝の日光は、夜のメラトニンの分泌を増加し、睡眠良好へ）（7）黒酢で健康（8）塩分控えめに（高血圧予防）（9）趣味をもつこと（10）楽しい会話

「黒酢で健康」はなぜかとよく問われます。元気の源であるエネルギーは、クエン酸サイクルで脂肪燃焼して得られますが、太りやすい人はカロリーをため込む体質があり、黒酢はそれを改善します。また、アミノ酸（黒酢に含まれる）が新陳代謝を活発化し、脂肪分解の役割をもつ酵素リパーゼを活性化して〝脂肪蓄積抑制〟する効果があります。

体がむくみやすい体質の方は、腎機能がやや低下ぎみで、一般に、体が弱アル

カリ性の時、腎機能は最もよく働きます。酢をとって体を弱アルカリ性にすれば、腎機能は高まりむくみが解消します。さらに、酢は胃液の分泌を高めカルシウムの吸収をよくする働きがあります。一般に、更年期の女性は閉経とともに、カルシウムが不足がちですが、酢は骨からカルシウムが抜けてしまうのを予防します。また、黒酢は腸運動を活発化し便通をスムーズにするので、便秘がちの人にも有効です。日本人はインスリンの初期分泌量が欧米人より低く、食後の血糖値が急に上昇しがちです。酢は、血糖値の急激な上昇を緩和する作用もあり、食物が胃に滞在する時間を延長する働きもあるため、早食いの人にも有効です。

黒酢は飲みにくいといわれますが、最近では、ブルーベリー、梅蜂蜜、アセロラ、りんご蜂蜜、ローズヒップ&カシス、ジンジャー&レモンなど、飲みやすくなっています。一度試されてはいかがでしょうか?

（2014年4月19日）

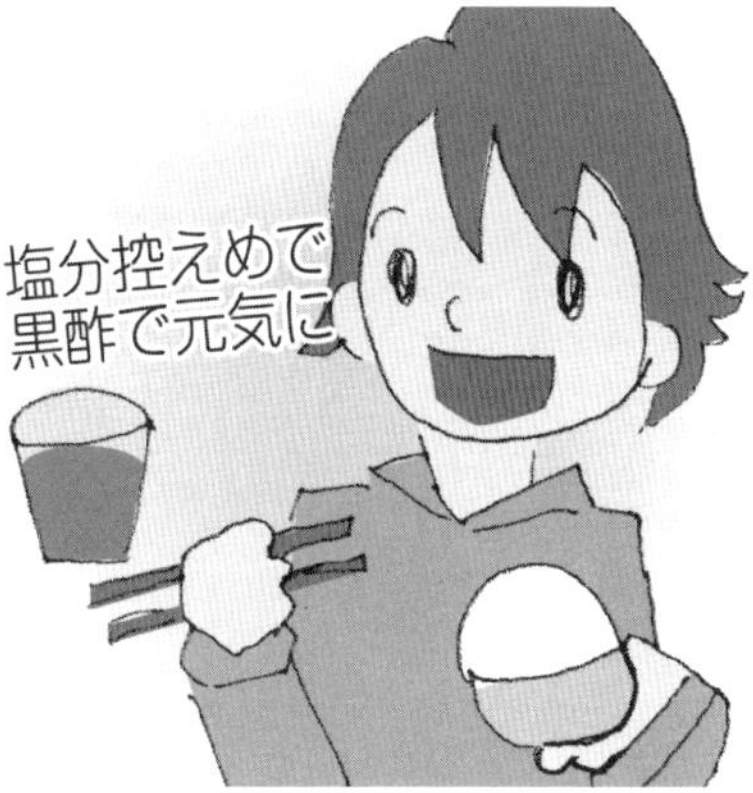

抗菌効果や抗がん作用も

マヌカ・ハニーの秘密

「マヌカ」という言葉を聞いたことがありますか?マヌカとはニュージーランドの先住民であるマオリ族が薬として使っていた木です。この木の花から集められた花蜜から作られるはちみつを「マヌカ・ハニー」と呼びます。マヌカの木には薬用の効果があると知られていましたが、ハチミツにも特有の作用があることをニュージーランドのワイカト大学教授ピーター・モラン博士が発見しました。

それによると、マヌカ・ハニーには一般的なハチミツにみられる過酸化水素による殺菌作用とは別に、マヌカ固有の健康パワーがあることが明らかにされました。マオリ族の人たちは、それを傷口に塗ったり食べたりして健康を保っていました。マヌカ・ハニーの効能・効果である殺菌力とは、他はちみつと別格で注目されているUMF(ユニーク・マヌカ・ファクター)と呼ばれる特有の抗菌有効成分の指標です。

一方、ピーター・モラン博士によって確認され注目されているのが、MGO

（メチルグリオキサル）の基準です。通常「マヌカ・ハニー」といっても、抗菌効果を表示する基準が存在します。抗菌基準は先ほど述べたＵＭＦやＭＧＯと基準によって定められており、ＵＭＦであれば、＋15以上、ＭＧＯであれば、＋２５０以上であると、抗菌効果が十分に発揮されると考えられています。マヌカ・ハニーの瓶には、ＵＭＦかＭＧＯの値が記載されていますので、その値が高いほど、有効成分が多く含まれていることを意味します。

私は49～50歳の時に、ニュージーランドで招聘《しょうへい》研究員としてオタゴ大学医学部に勤務していました。当時、地元の人は毎日、朝食としてトーストにマヌカ・ハニーを塗って食べ、紅茶にマヌカ・ハニーを溶かして飲んでいました。

最近では、マヌカ・ハニーには免疫力を高める作用があり、インフルエンザの予防効果、抗がん作用などがあるといわれています。みなさんも、キャラメル色のマヌカ・ハニーを楽しんでみたら、いかがでしょうか？ちょっと高いですけどね…。

（２０１４年5月24日）

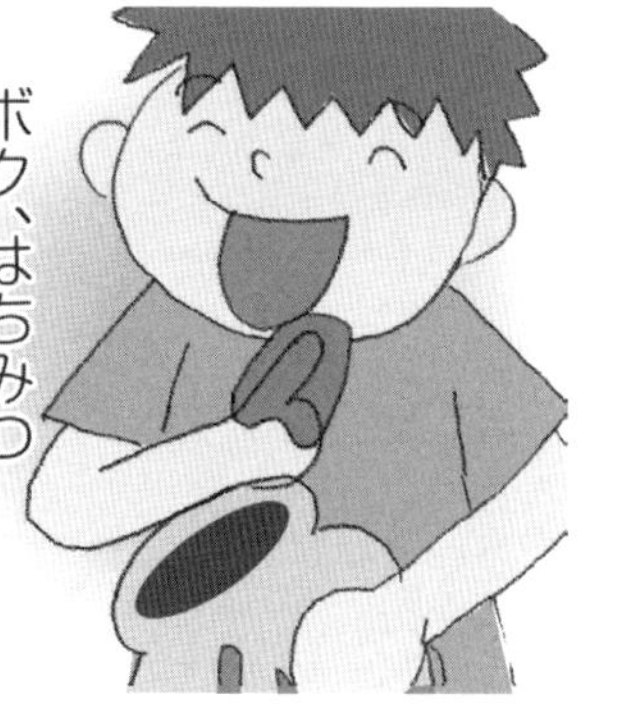

ビタミンB、カルシウム取って

お酒で悪酔いしない方法

アルコールは、体内でADH（アルコール脱水素酵素）によってアセトアルデヒドに分解されます。さらに、このアセトアルデヒドは、アセトアルデヒド脱水素酵素（ALDH）により分解されて酢酸になり、最終的に二酸化炭素と水にまで分解されます。

このうちアセトアルデヒドを分解する酵素は次の2種類があります。血中アセトアルデヒド濃度が高くなってから作用が始まり、ゆっくり分解し、やや弱い酵素ALDH1型と、血中アセトアルデヒド濃度が低い時点から作用する強力な酵素ALDH2型です。

実は、日本人の約半数（44％）は、生まれつき「ALDH2」の活性が弱いか欠けていますので、酒を飲むと有害物質である「アセトアルデヒド」が蓄積されて、フラッシング症状（顔が赤くなる）が出たり、嘔吐《おうと》するなどの症状が出ます。つまり、お酒が飲めない体質です。

世界でＡＬＤＨ２の活性が最も弱い民族が日本人で、次いで中国人（41％）、韓国人（28％）の順で、欧米人やアフリカ人はみんなお酒が飲める体質です。

「ではどうすれば、お酒にひどく酔わずにすむのか？」―アルコール代謝の過程でビタミンＢ群が消費されますが、ＡＤＨとＡＬＤＨの作用過程で消費されるのは、ナイアシン（ビタミンＢ３）と言われるニコチン酸とニコチン酸アミドです。また、ＭＥＯＳは、ＡＤＨとＡＬＤＨの両方の酵素の働きを補完することができます。このＭＥＯＳ代謝でチアミン（ビタミンＢ１）が消費されることから、「アルコールを飲みすぎるとビタミンＢ１が欠乏する」と言われるわけです。

さらに、酢酸が代謝される過程でピロリン酸と言う物質が生成されますが、ピロリン酸は蓄積中にはリン酸を、排出後にはカルシウムイオンを骨から奪うことが分かっています。

飲酒後は、二日酔いしないように、ビタミンＢ１とＢ３さらに、カルシウムの摂取も忘れないようにお願いします。なお、ビタミンＢ３が多く含まれる食材は、たらこ、かつお節、めんたいこですかね。

（２０１４年７月19日）

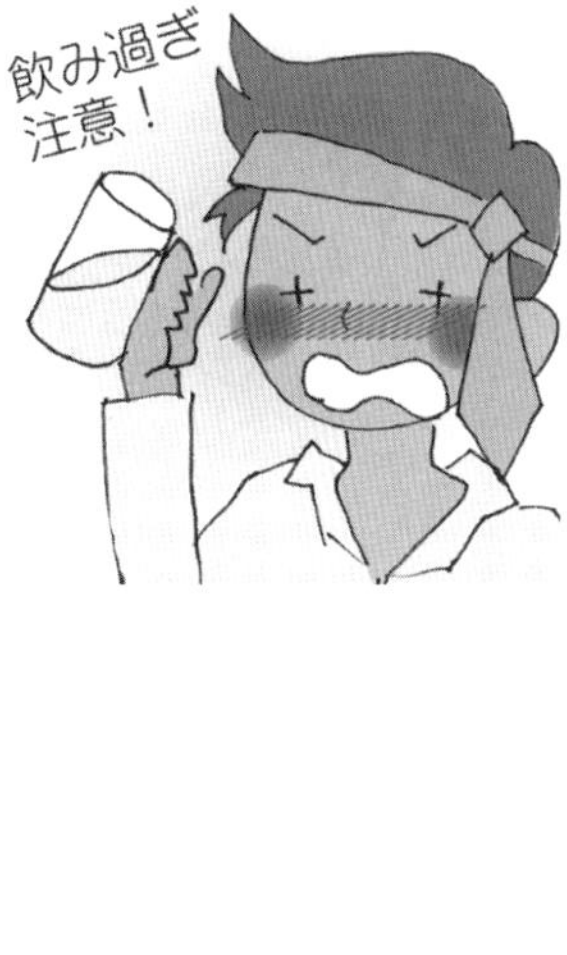

ダイエットの効果について

魚を食べましょう！

アトキンス式（低炭水化物＝糖質制限＝食）、オーニッシュ式（低脂肪食）、ダッシュ式などのダイエット法は、実際に良好な減量効果をもたらしていることが、カナダ・トロント大学のジョンストン氏らが米国内科学会誌（ＪＡＭＡ、２０１４年9月号）に報告しました。ただ、どのダイエットも大差はないようです。

アトキンス式では、通常２００〜３００グラムである炭水化物の摂取量を20〜40グラムと非常に少なくし、糖分の代わりに脂肪がエネルギーとして使われる状態に誘導します。肥満のためインスリン抵抗性が高くなり、肥満になりやすく、糖尿病の発症のリスクが上がる状態を「炭水化物中毒」と述べています。彼は、このようにインスリンが大量に出てしまう原因には、砂糖などの単糖類や、白米や白い麺類やパンなど精白された穀物などの「悪い」炭水化物が大量に消費されている時代背景があると指摘しています。

一方、オーニッシュ式は当初、心臓病向けに考案され、最近では減量法としても用いられ、年平均で13・6キログラムの減量を果たしたそうです。豆類などの食物繊維を豊富に含む食品、すなわち低脂肪で満腹感を与える食品を重視するのが特徴。いわば、「しっかり食べてやせる」タイプのダイエットです。ダッシュ式は、ベスト・ダイエットの総合ランクで4年連続トップの最強ダイエット。飽和脂肪酸やコレステロールの摂取を減らし、野菜、果物、全粒穀物、魚、鶏肉、豆、種子を多く摂るダイエットです。

健康によいとされる多価不飽和脂肪酸は、主に植物油や魚に多く含まれます。日本人が摂取するのは、ほとんどリノール酸で、大豆油、コーン油、サフラワー油などに含まれます。魚類に多く含まれるエイコサペンタエン酸（EPA）やドコサヘキサエン酸（DHA）は非常に健康的。生活習慣病の予防に役立ち、血中の中性脂肪を下げ、不整脈を予防、血液をさらさらにして動脈硬化を防ぐ作用があります。特に最近、DHAとEPAをきちんと摂取することで心筋梗塞になるリスクが減り、DHAとEPAを合わせて1日1グラム以上（およそ90グラム以上の魚。大きめの1切れにあたる）摂ることが長寿の秘訣です。

（2014年12月6日）

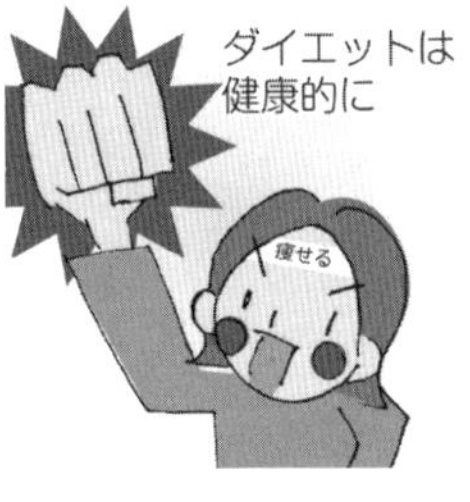

たんぱく質とビタミン摂ろう

うつ予防

うつ病は元気ホルモン（セロトニンやノルアドレナリンなど）の低下から起こるという仮説に基づいて、抗うつ薬は元気ホルモンを増加するような作用があります。

植物は太陽と水によって光合成を行い、生きるための元気（エネルギー）を獲得しています。人間は、もちろん炭水化物から得られるブドウ糖がエネルギー源ですが、それだけでは元気にはなれません。元気ホルモンであるセロトニンが必要で、それは食物のたんぱく質から合成されます。

あるうつ状態の学生さんで、朝はパン、昼はおにぎり、晩はラーメンを食べていますと答える人がいました。すべてが炭水化物中心の食事となり、それでは元気にはなれません。

元気ホルモンのセロトニンは、たんぱく質の中でトリプトファンを原料として自分の体内で合成します。つまり、トリプトファンは、体内では生成することができない物質で、食事により体内に取り込む必要があります。トリプトファンの含有量（食品100グラム当たり）は、バナナ10ミリグラム、豆乳53ミリグラム、牛乳42ミリグラム、ヨーグルト47ミリグラム、プロセスチーズ291ミリグラム、ひまわりの種310ミリグラム、アーモンド201ミリグラム、肉類150~250ミリグラム、赤身魚200~250ミリグラム、糸引納豆242ミリグラム、すじこ331ミリグラム、たらこ291ミリグラム、白米89ミリグラム／100グラム、そば192ミリグラム／100グラムなどがあります。

また、トリプトファンからセロトニンが合成される過程で、ピリドキシンフォスフェイト（ビタミンB6）が補酵素として必要です。ビタミンB6が最も多く含まれる果物は、バナナです。朝食をとる時間がない方は、バナナと豆乳の組み合わせがベストの食事になります。

なお、たんぱく質には動物性（肉、魚、卵、チーズなど）と植物性（大豆、豆類、穀類など）のものがありますが、植物性たんぱく質のほうが脳内でセロトニンの材料として利用されやすいようです。

（2015年2月7日）

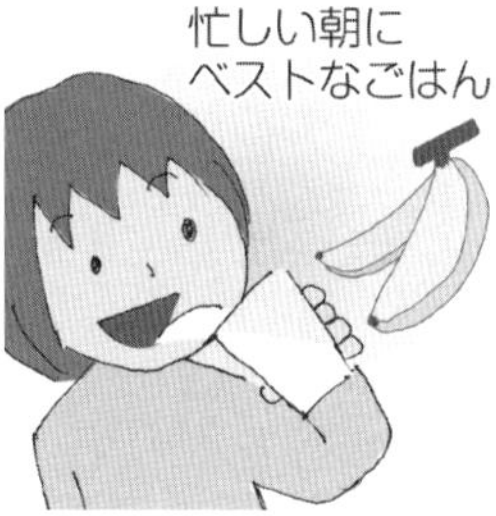

生活習慣病の予防に有効か？

「カット野菜」ブーム

カット野菜の市場が拡大している。女性の社会進出、高齢化、核家族化などから、料理の手間がかからない「食べきりサイズ」「すぐに食べられる」「洗わずにそのまま食べられる」などの手軽さが人気の秘密である。最近では、コンビニやスーパーにカット野菜コーナーが設けられており、忙しい朝の時間、野菜が不足しがちの昼ご飯などに、手軽に安く食べられるのがメリットで、多くの人が利用している。「野菜を手軽に安く食べたい」という消費者のニーズに応えており、人気になるのもうなずけます。

カット野菜の利点は主に、（1）料理する時間が省けて時短になる（2）手軽に野菜が食べられる（3）一袋100円前後で安く買える（4）食べきりサイズですぐに使える（5）生ごみの量が減るの5つである。一方で、「カット野菜は危険」「やめたほうがよい」という話もよく耳にします。その理由は、カット野菜は薬品漬けにされているという意見である。しかし、品質的に問題はなく、むしろ安全とも言われています。

　医療の現場においては、カット野菜は生活習慣病の治療や予防になる。特に、糖尿病や肥満の方々は、野菜の摂取が少ない傾向にあります。私もあらゆる生活習慣病を経験しており、その治療中であるため、今、カット野菜にはまっています。コンビニで１００円前後の「千切りキャベツ」「レタスミックス」「ロメインレタスサラダ」「お手軽カット野菜」などを買っておき、三食前にカット野菜を食べてから、普通の食事をしています。野菜の摂取は誰もが知っているように、食後血糖値を抑えることができることから、糖尿病の傾向がある方には絶好の健康食です。肥満に悩む方にも、ダイエットとして有効です。

　さらに、私は〝おやつ〟の午後3時頃、お菓子の代わりにカット野菜を食べています。なぜか、最近とみに体調がよい。次回、カット野菜の摂取で、体重、血圧、血液検査などの結果がどのように変化したかを報告したい。カット野菜は必ず健康法になると確信しています。

（２０１６年１月23日）

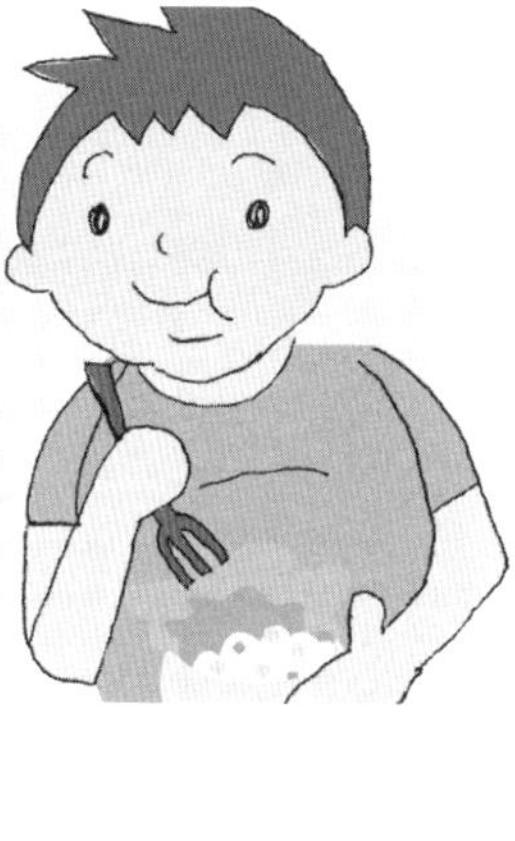
肥満、糖尿
ダイエットにも

免疫力を高める効果

「黒ニンニク」の効用

健康食品として、黒ニンニクが流行しています。これは、一般の白いニンニクを高温・多湿という環境のもとで、1カ月程度熟成させて作られたものです。長時間熟成されたニンニクは添加物を使用しなくても自己発酵し、その結果黒くなります。これが「黒ニンニク」という名前の由来です。現在では一般的に「黒ニンニク」と呼ばれます。黒ニンニクの発酵とは、糖質とアミノ化合物によるメイラード反応といわれ、化学反応による現象によるものです。

メイラード反応は抗酸化作用の効能を高めることが多いため、黒ニンニクが通常のものよりも抗酸化力があります。ニンニクは熟成の過程で徐々に黒くなり、一部の成分が変化していきます。最終的には真っ黒になって熟成が完了します。

黒ニンニクの大きな変化は見た目が黒いことと、ニンニク特有のにおいがなくなることです。それ以外にも成分や効能に変化がでます。具体的には、糖度が上がりドライフルーツのように甘くなる、アミノ酸（たんぱく質）や有効成分「Sーアリルシステイン」、ポリフェノールの増加、抗酸化作用、免疫力強化作用、がん予防効果の向上が指摘されています。
黒ニンニクの主な作用として、以下の三つがあります。
（1）抗酸化作用が強まる。
（2）免疫力を高める＝免疫細胞を活性化する働きで、元弘前大学教授の佐々木さんの研究報告によると、黒ニンニクには免疫細胞、特にNK（ナチュラルキラー）細胞を活性化する現象が確認されました。NK細胞とはウイルスや腫瘍などの排除に威力を発揮します。このNK細胞を活性化させる働きは黒ニンニクによって増加したS－アリルシステインによる効能と考えられています。
（3）抗がん作用＝通常のニンニクにも確認されていますが、黒ニンニクはさらに強い効果が見込めるといわれます。黒ニンニクが持つ抗酸化作用と免疫力向上作用は、ともにがん予防に効果的な働きで、特にS－アリルシステインの持つNK細胞を活性化させる効能はがん細胞を抑制するのに効果的です。黒ニンニクのがんに対する研究報告は複数あり、現在も研究が続けられています。
私も毎日、1、2片を食し、費用は1カ月1000円程度です。
（2016年10月22日）

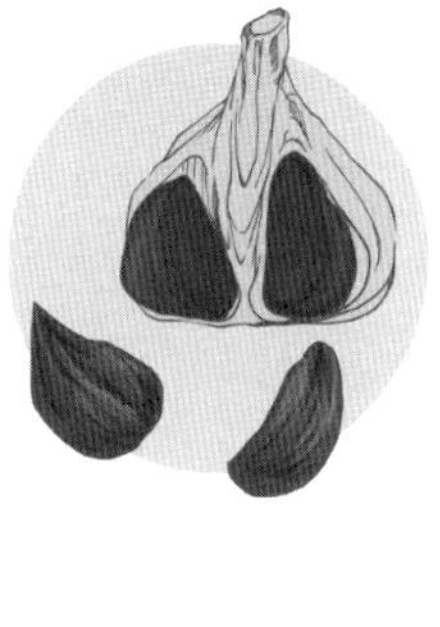

Chapter
10

その他

老化と率直に向き合う秘訣
ウィズ・エイジング

超高齢者社会が訪れようとしています。余生をどのように生きようと考えられていますか？　「ウィズ・エイジング」とは、老いに伴う心身の変化に気を配り、うまくつきあいながら、健全で自立した生活ができる喜びを享受する生き方を意味します。

提唱しているのは、杏林大学の鳥羽研二教授で、専攻は高齢医学。「高齢化社会の難題を解く鍵のひとつとして、老化と率直に向き合う生き方『ウィズ・エイジング（With Aging）』を提唱したい」として話題になっています。そのためには、「よく食べ、よく歩き、そして人と触れ合う」生活が大切であると述べています。つまり、老いに対して、否定的なアンチ・エイジングではなく、〝それをあるがままに受け入れる積極的な生き方〟、すなわち、ウィズ・エイジングです。

高齢者の調査によれば、1日3食バランスの良い食事をとり、特に動物性たんぱく質をしっかりとっている高齢者ほど血清アルブミン値が高く、要介護・死亡のリスクが低下傾向にあります。また、歩くことは自立した生活の基本で、健康長寿の第一歩です。歩く速さと死亡率の関係をみると、速足の人ほど4年間の死亡率が低い傾向がみられます。さらに、「歩幅」が認知症リスクを予防する指標として注目されています。歩幅が狭い人ほど、将来、認知機能低下になるリスクが約3・4倍高く、女性では、5・8倍という高いリスクになるそうです。

また、社会的なつながりが乏しい人ほど、認知症になる可能性が高いことも報告されており、他人や社会とできるだけかかわることが重要であると思います。脳も体と同じく、使わないと退化していくのでしょうね。

これからは、老いを悲観的に捉えるのではなく、それに応じて、積極的に、前向きに生きていく姿が長生きの秘訣《ひけつ》となるでしょう。その原点は、「よく食べ、よく歩き、そしてよく人と触れ合う」ことが大切ですね。

（2014年6月21日）

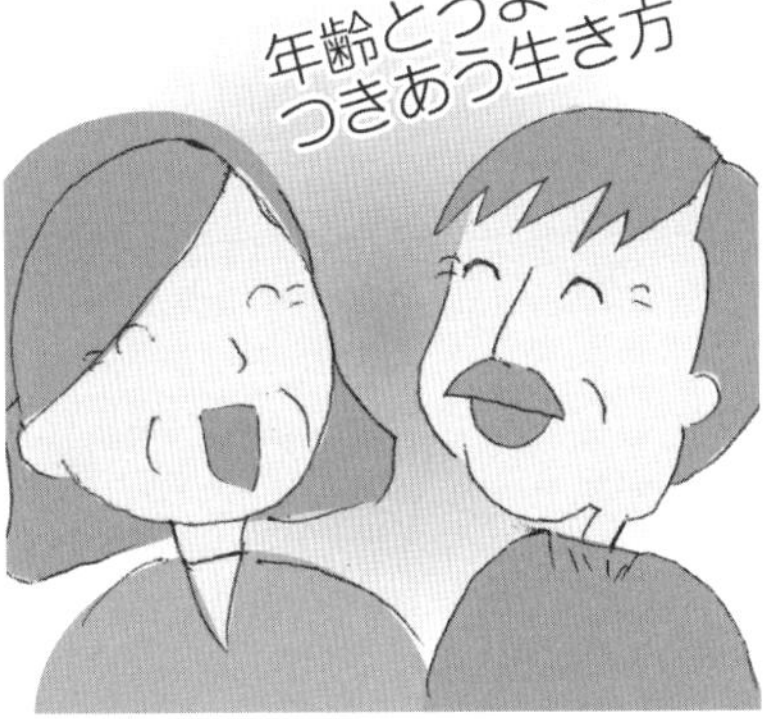

「体持たない」数年で廃止

90年代、韓国で7〜4時勤務制

昨今、過重労働（残業が多すぎる）が産業メンタルヘルスの中で、最も重要な問題として取り上げられています。「ソニーｖｓサムスン」という本によれば、サムスンがソニーより収益を上げた制度の一つとして、「七・四制」が書かれていました。

日本サムスンのホームページの記載によれば、韓国サムスンが朝7時出社を行っていたのは、１９９３年に李会長が宣言した「サムスン新経営」のころ。社員は朝5時に起きて、6時から会議で、7時から仕事を始め、夕方4時には社員を退社させる「七・四制」を採用しました。定時になると会社の主電源は切断され、帰宅を余儀なくされました。結果、残業はなくなり、就業時間内に仕事を終わらせようと社員の集中力も高まった、とのことです。

「退社後の時間は、意識の変化によるものだろうか？」―個人の生活の質が向上し、家族サービスや自己啓発の時間に回ります。語学の資格取得者が

1万4200人から3万5000人に増加し、情報関連の資格取得者が1900人から3万5000人に増加したといいます。20万人の社員が出退勤時間を変えることで交通渋滞が解消されるという壮大なねらいも掲げられていました。仕事の能率を高め、帰社時間を早めて、自己研さんの時間に充てるねらいが当たったわけです。しかし、この制度は数年間続きましたが、さすがに「職員の体が持たない」ということもあり廃止になったそうです。

七・四制は理想的な勤務時間ではありましたが、早朝から勤務するという制度は韓国の人々にとって無理があったのでしょう。日本では、平成18年4月1日に改正された労働安全衛生法によれば、「事業者は、労働者の週40時間を超える労働が1月当たり100時間を超え、かつ、疲労の蓄積が認められるときは、労働者の申し出を受けて、医師による面接指導を行わなければならない」と規定されています。

やはり、何事もやりすぎは問題です。適度に楽しく働きたいものですね。（2015年7月4日）

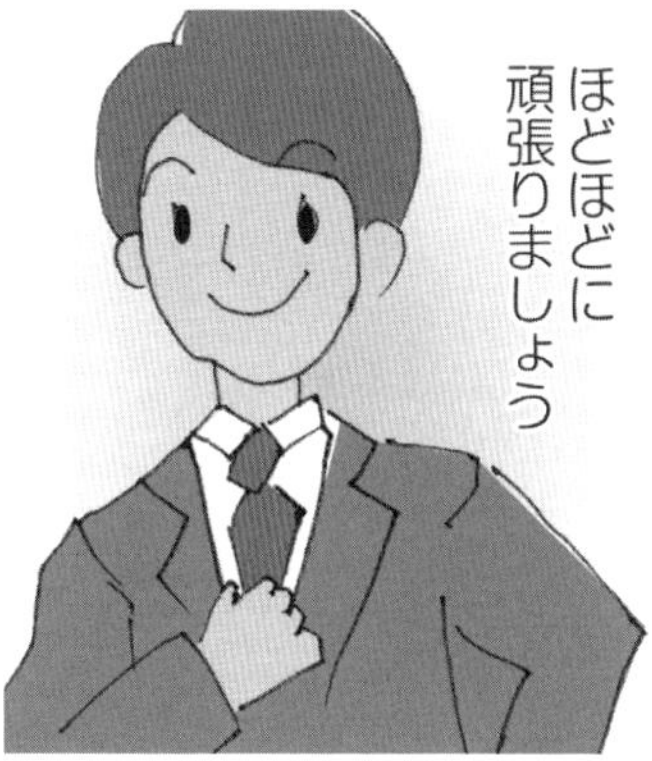

人は変えられるか？

最近のコマーシャルに学ぶ

パーソナルトレーニングジムのコマーシャルが、テレビ上で絶大な人気を集めている。アドバイザー、体育科学の専門家、医師、管理栄養士などのチームワークによって2カ月間、徹底的な指導を受ける。その変化は見違えるほどの結果で、表情や体格は別人を思わせるほど。1回50分、週2回、計16回で「結果にコミットする」という〝フレコミ〟。この成功には、どのような工夫がなされているのだろうか？

「自分を変えたい」という強い動機とそれに伴う出費、それを必ず実現させるトレーナーのモチベーションと指導、その二つの関係に形成される「努力」と「信頼関係」。この企業は平成22年5月に設立されているが、まだ数年。私は保健管理に勤務して14年が経過したが、果たしてどれだけ1人の学生や教職員を本気にさせてきただろうか？　それを見事に実現させ、ダイエットに強い責任をもち、変身させることができ、その表情や体格の変化には驚かざるを得ない。

最初、テレビに映し出される姿はすべて精彩のない表情、うつむき加減で抑うつ的。下腹はたるみ、ぜい肉の塊。まるで典型的なうつ病の患者さん。それが2カ月後、表情は笑顔で自信をもち、輝いて上を向き堂々としている。上半身の筋肉はたくましくなり、腹部も2段、3段の筋肉。別人への変身。ここまで本気で変えることができたトレーナーの指導とは一体どのようなものか興味深い。たぶん、意欲を継続させ、前に明るい希望を与え、絶えず支え続けた結果であろう。

私のような健康管理に従事する教員は、たとえこのプログラム後のリバウンドがあったとしても、まずは2カ月間の集中プログラムでここまで人を変えられることを素直に見習う必要がある。人を変えることは極めて難しいと日頃から感じてきたが、やっと自分自身にとっても明るい希望を与えてくれるコマーシャルだと感じた。

（2015年9月12日）

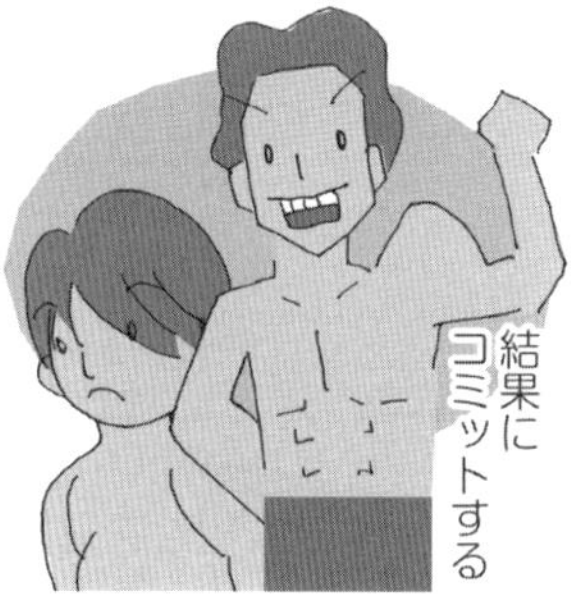

お年寄りは要注意

熱中症にご用心

「自分は熱中症にはかからない」と自信を持っている方が多いと思われますが、この状態は命を失う大変な病気です。つい最近、保健管理センターにも搬送されてきました。

熱中症とは、室温や気温が高い中での作業や運動により、体温の調節機能が働かなくなり、体内の水分や塩分（ナトリウムなど）のバランスが崩れ、発症する障害の総称です。その条件として、気温が高い、湿度が高い、風が弱い、日差しが強い、急に暑くなった、照り返し・輻射《ふくしゃ》熱が強い環境のもとで、激しい労働や運動によって体内に著しく熱がたまり、暑い環境に体が十分に対応できていない状況で発症します。

高温、多湿、風が弱い、輻射源（熱を発生するもの）があるなどの環境下や工事現場、運動場、体育館、一般の家庭の風呂場や気密性の高いビルやマンション、窓を閉め切った車中などで生じます。脱水症状のある人（寝不足や欠食時、前の晩の飲酒など）、高齢者、幼児、肥満の人、過度の着衣、普段から運動していない人、暑さに慣れていない人、病気の人、体調の悪い人がかかりやすい傾向があります。

熱中症の見極めは、頭痛、吐き気、転倒、顔が赤い、発熱（体温計で測れば、38度前後）、意識がはっきりしない、ふらふら歩いている、などが重要なサインです。

熱中症になったときには、（1）涼しい環境への避難（2）風通しの良い日陰やクーラーのある室内などに移動させる（3）衣服をゆるめて、冷却（氷や水で首や脇の下、足の付け根などを冷やします）（4）水分や塩分の補給（5）冷たい水やスポーツドリンクなどを与える（ただし、意識がはっきりしていない場合、経口での摂取は厳禁）。意識がはっきりしないとき、自力で水分摂取ができないときは、すぐに医療機関へ搬送してください。迅速な判断が最も重要で、予後を決定します。

なお、お年寄りの場合、体温調節が難しく、暑いという感覚が鈍く、クーラーが苦手な人や水分摂取も十分ではない人が見受けられますので、要注意です！

（２０１６年8月13日）

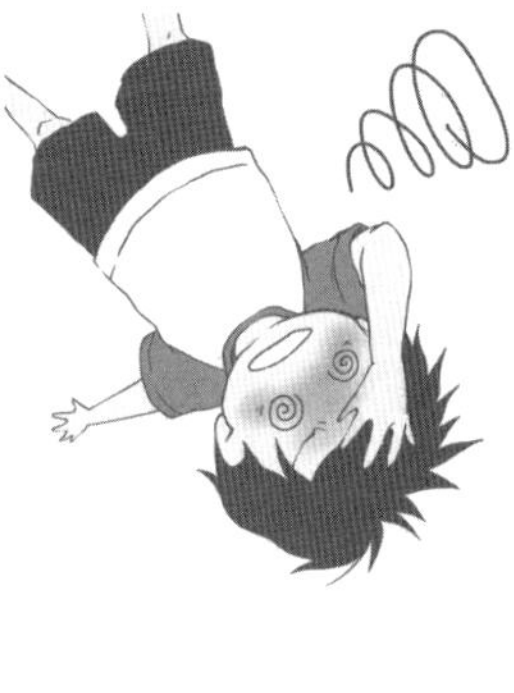

視線遮り、不安を軽く

マスクの意外な使われ方

毎年、12月中旬から2月中旬までインフルエンザ、3月に入ると花粉症が流行し、マスクをつける人の姿があふれてきます。一方で、最近では年から年中ＰＭ２・５の情報が報道されるためか、特定の時期だけでなく一年中マスクをしている人も増えています。

「清潔」という視点では、日本人は毎日入浴する習慣もあり、きれい好きな民族。相手への思いやりも深く、ほかの人を感染させてしまうリスクを考え、迷惑を掛けたくないという気持ちから、マスクは安心・保証・配慮のための手軽な手段でもあります。

ところで最近、「マスクの意外な使われ方」について特集が放送され、病気以外の理由でマスクをする人が増えており、すっぴんやヒゲを隠すという使い方があると紹介されました。さらに、心の不安から日常的にマスクを「外せなくなってしまった」人が取り上げられ、心の不安を軽くするために、他人から向けられる視線を遮ることができるという利点もあるようです。

古くから、日本人のメンタルヘルス領域では、ほかの民族と比較し、日本人では人と人とが対面して、お互いに目を合わせて対話することが辛い、いわゆる対人恐怖症が多いと指摘されてきました。その一つの予防策として、マスクは自分の顔の一部を隠すことができるため、ストレスが軽くなり、より円滑にコミュニケーションができる方法といえます。

ただし、大学生のメンタルヘルスを考えると、若い世代の人間関係能力は落ちているように思えます。雑談が苦手だと感じている若者はたくさんいます。友人とつながり続けていることに疲れを感じ、友達を怖がっているようにさえ見える若者もいます。電車などの交通機関に乗ってみると、ほとんどの人がスマホとにらめっこしている現状を考えると、マスクも人と視線を合わせたくないための手段かもしれません。

感染症・花粉症、環境汚染の治療や予防ためのマスクの利用は当然重要ですが、心の問題に対する利用は、自信を取り戻して自分の意見を堂々と述べることができるような体験を重ねてほしいと思います。


（２０１７年４月１日）

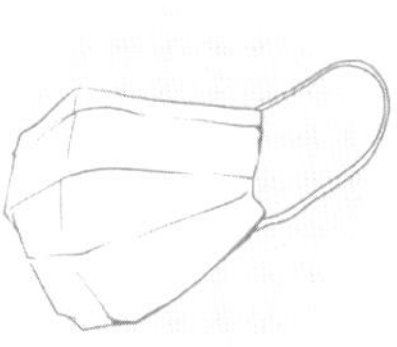

外国人増加率、佐賀が日本一

医療通訳ボランティアの増加に期待

総務省の人口動態調査（今年1月1日時点）によると、佐賀県は外国人の人口増加率が13・21％と全国1位だった。外国人数は5143人で、前年より600人増えました。

増加率が日本一だったことについて、県は「技能実習生の増加が顕著な上、2年前に日本語学校が2校開校し、留学生も増えたことが要因ではないか」と推察されています。県内人口は減少傾向にあるが、これからさらに活性化するためには、東南アジア地域の方々の増加と活躍が期待されます。

医療関係者にとって大切なことは、外国人の病気への対応。病院にどのように受診したらよいのか、どのように病気の説明をすれば理解できるのか、医療通訳ボランティアの役割、およびその連携が大切になります。

佐賀大学保健管理センターにおいても、どのように受診すればよいのかといった外国人からの相談は多くあります。病院の窓口での手続き、紹介状、医師や看護師との面談など、外国語の会話能力がますます必要となりつつあります。

　佐賀県内では、県国際交流協会などが中心となって医療通訳者ボランティアの育成に向けて懸命に努力されていますが、大きな病院ではまだまだ医療通訳者の数が十分ではありません。外国人の受診対応に困っている病院の話もよく耳にします。

　国際化を目指している日本としては、病院のみならず、公共機関のサービスにおいて、外国語でコミュニケーションが十分できる若い人たちを増やしていく必要性がますます増してくるでしょう。

　私がニュージーランドで研究者として働いていたとき、国際化の基準について尋ねたことがありますが、「小学校のクラスの約20%が外国人になった状態」と、ある教師が答えてくれました。これから佐賀県でどれくらいまで外国人が増加していくのか予想はつきませんが、今のうちから特に医師、看護師、作業療法士や精神保健福祉士などのコメディカルスタッフの外国語能力を高めていくことが欠かせないでしょう。

（２０１７年12月23日）

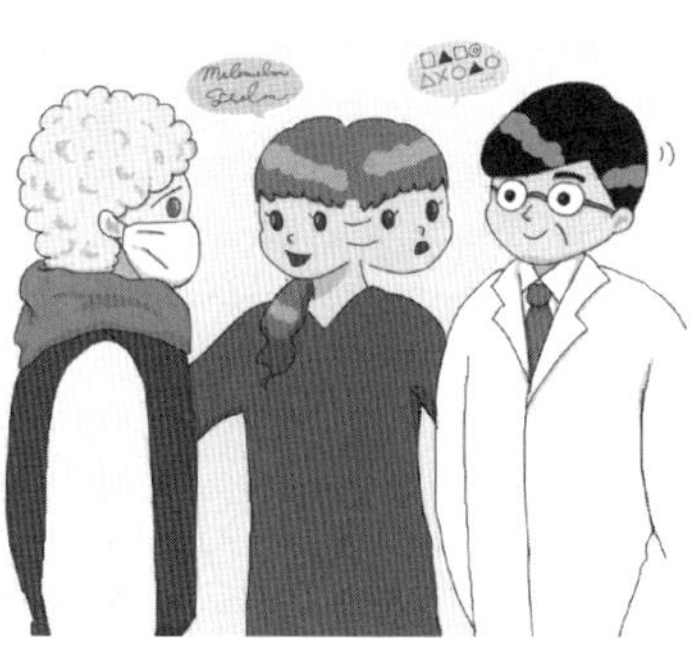

「ガバナンス」の強化

本当の意味を再度学習する

最近、企業や大学では「ガバナンス」の強化という現象が強調されていますが、私の産業医の経験では、役員の圧力による深刻な心理相談が目立っています。十分なコミュニケーションがとれるライン（上司）によるケアが十分な職場であれば、問題ないと思われますが、従業員の理解（支持）が得られていない場合、役員は無理やり自分の立場を維持するために権力を行使しているように見えます。組織全体は、見えない圧力によって沈黙するようになり、不満も表現できず、有能な人は転職して離れていきます。また、役員は自分の立場を維持し、権力を失うことに不安なためか、任期制や定年制を廃止しようと試みます。自分に好意を示す（自分に都合のよい）人で周囲を固めていく傾向があり、しかし、ガバナンスを強固にしすぎると、役員の中でも組織内部も次第に分裂していきます。結果として、意見が分裂するために、組織は混乱し、従業員は病気（メンタル疾患やがんなど）になる人が徐々に増えていきます。この予防には、ガバナンスの本当の意味を再度学習する必要があります。
従来から、ガバナンスは株主や経営陣における企業の管理統治という意味合いが含まれています。しかし、真のガバナンスとは、企業の利害関係者（株主、経営者、従業員、取引先など）の主体的な作用による意志決定、合意形成システムの形成が本来の意味に近いです。働きやすい職場とは、従業員の努力を個人的な判断ではなく、総合的に客観的に評価し、お互いの役割を理解し語り合い、尊重するという姿勢がみられる組織のことを意味するのだと思います。

（2018年4月28日）

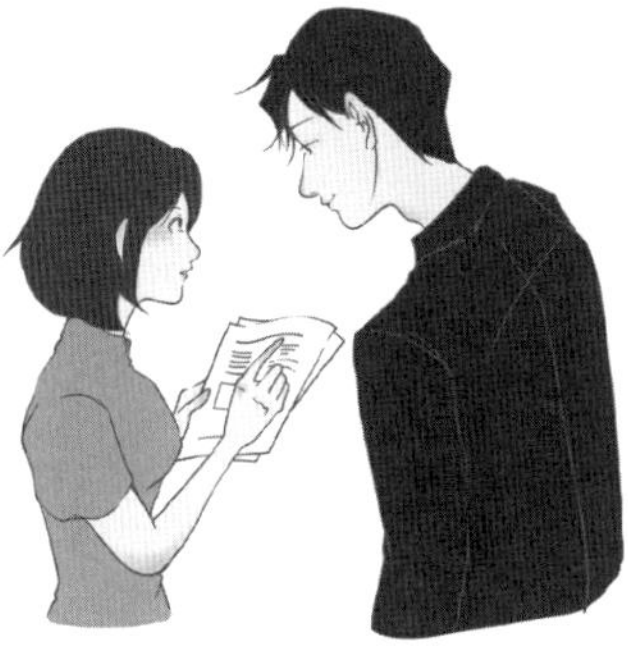

自然や動物とふれあいを

脳の発達には遊びが重要

生まれてから、小学校までに、とにかく遊びを体験させることが、子どもの脳の発達にはとりわけ重要です。脳は、脳幹→小脳→大脳辺縁系→前頭前野の順序で発達していきます。

脳幹は、心臓や呼吸をつかさどる生命維持装置。なによりも一番発達します。小脳は、運動機能をつかさどり、ハイハイをして、立てるようになります。大脳辺縁系は、知覚・思考・推理・記憶その他の感情表現を身につけさせます。そして、最後は、感情や衝動などを制御し、高度な思考機能を備えた「前頭前野」が発達していくのです。大人になるということは、前頭前野の理性を働かせ、自分の欲望や衝動を制御できるようになることを意味しています。

子どもは思ったように行動します。小学校の低学年頃までは「泣くのはダメ」「我慢しなさい」と言っても言うことをききません。まだ、理性をコントロールする前頭前野が十分に発達していないからです。しかし、自分でコントロールする術を自然に身につけていきます。生まれて、小学生の間までに小脳と大脳辺縁系が活発に働き、自然や動物と触れ合いを通じて、五感が感じられるようになります。十分遊ぶことによって、痛い、悲しい、うれしい、怒るなどの感情表現をさせてあげることが、好奇心を増し、賢くなっていくのです。子どものとき、十分楽しい遊びを経験していないと脳が発達しにくくなります。小脳であれば、6歳、大脳辺縁系であれば、12歳、前頭前野では、15歳、その発達のピークを逃すと、後からこれらの能力身につけるのに多大な苦労をするといわれています。自然とともに遊ぶことが理想です。

果たして、現代の遊びはどうでしょうか？ネット・ゲーム依存、発達障害（自閉症スペクトラム障害、ＡＤＨＤ、学習障害など）などの悩みを抱えた子どもたちは自然と遊ぼうという気持ちになれないかもしれません。ただ、自然や動物に触れ合い、五感を身に着けるような体験がこれからもっと大切ではないかと痛感しています。

（２０１８年８月25日）

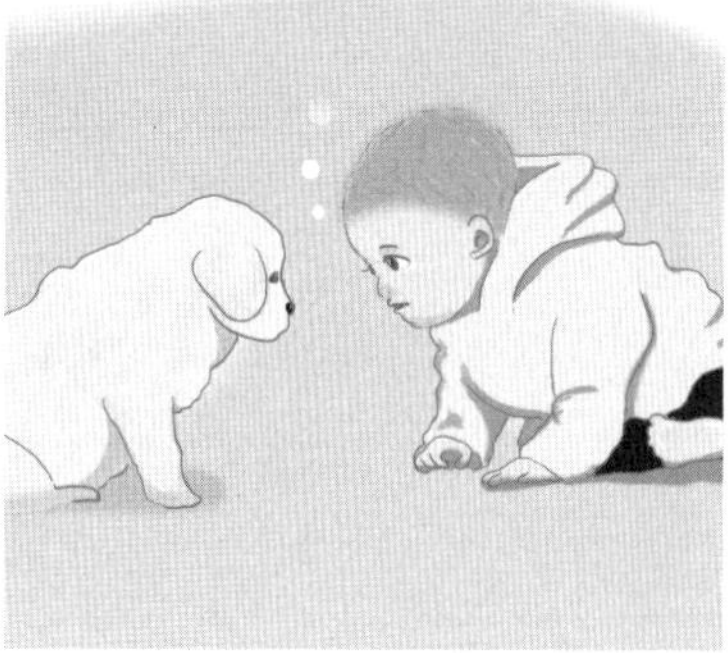

著者紹介

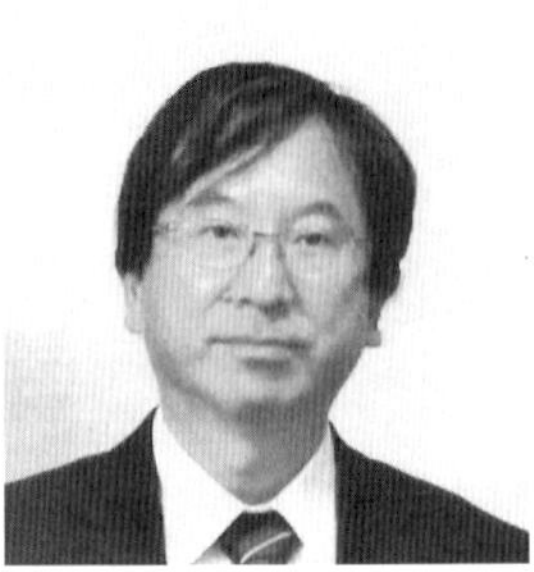

さとう　たけし

昭和32年９月23日、唐津市生まれ（61歳）。昭和59年3月佐賀医科大学医学科卒。医学博士、精神保健指定医、産業医。精神科講師などを経て、平成13年に佐賀大学保健管理センター助教授。平成14年に同教授、現在に至る。その間、2002年5月より3年間、中国大連医科大学客座教授、2007年８月1日より３か月間、オタゴ大学医学部招聘教授（NZ）。九州地区大学保健管理協議会元代表世話人、全国大学保健管理協会理事、日本精神衛生学会前理事、国立大学法人保健管理施設協議会理事、全国大学メンタルヘルス学会理事。認定特定非営利活動法人・被害者支援ネットワーク佐賀VOISS理事長などの役職をこなす。著書として、うつ100のサイン（ベストセラーズ，2004）（韓国・中国・台湾で翻訳出版）など、多数。プライマリ・ケアにおけるうつ病研究で、日野原賞を共同受賞。2017年12月佐賀さいこう表彰（協働部門）、2018年９月社会貢献者表彰（社会貢献者支援財団）などを受賞している。

医療からの学び

佐賀新聞「診察室から」20年間の軌跡

平成30年11月15日発行

著　者　**佐藤　武**

発　行　佐賀新聞社

制作販売　佐賀新聞プランニング

〒840-0815　佐賀市天神3-2-23

電話　0952-28-2152（編集部）

印　刷　佐賀印刷社